동양섭생치유학 5

부록 – 식이영양섭생학 성분 함량표

차성훈 지음

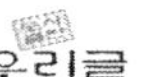

우리글

1부 단백질

5부 무기질

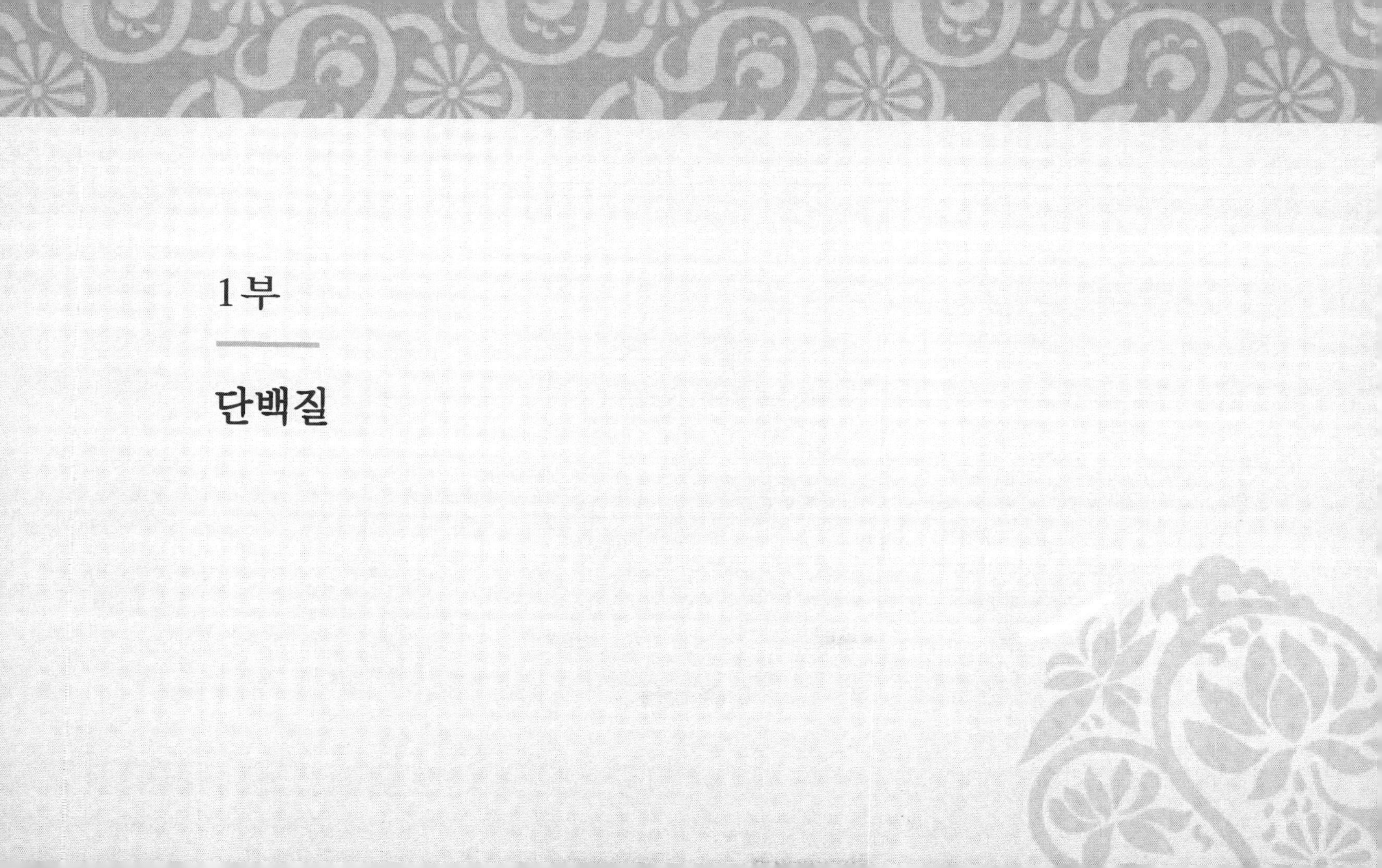

1부

단백질

단백질

단위 g/100g

	목		화		토		금		수		상화	
곡물	동부 (말린 것)	22.2	수수 (알곡)	10.5	기장 (알곡)	12.7	밀배아	27.9	쥐눈이콩	38.9	녹두 (말린 것)	22.3
	회색팥	21.9			피(알곡)	9.3	율무(쌀)	15.1	콩가루 볶은 것	37	조(알곡)	9.9
											조(차조)	9.3
	강낭콩 (말린 것)	21.2					현미 (맵쌀, 밭벼)	10	흑태 (말린 것)	35.2	메옥수수 (말린 것)	9.7
							(맵쌀, 논벼)	7.6			메옥수수 (구운 것)	8.9
	완두콩 (말린 것)	20.7							밤콩 (말린 것)	35		
	참깨 (검정깨 말린 것)	20.5							서리태 (말린 것)	34.3		
	검정팥	20.4							노란콩 (말린 것)	33.9		
	호밀 (알곡)	12.7							작두콩	26.3		
									잠두(생 것, 말린 것)	26		

야채												
야채	깻잎 (생 것)	4	엉겅퀴 (말린 것,숙건)	27.4	둥굴레 (말린 것)	16.5	붉은고추 (말린 것)	11	김 (구운 것)	43.3	누에 동충하초	60.9
			엉겅퀴 (말린 것, 생 것)	22.4	둥굴레 (생 것)	3.4			김 (마른 것)	29		
	부추(재래 종,생 것)	2.9	취나물 (말린 것)	22.2	국화 (꽃잎,말린 것)	11.7	마늘 (구근,생 것,국내산)	7.3	파래 (말린 것)	23.8	클로렐라	45.3
			밥취나물 (말린 것)	21	고구마줄 기 (말린 것)	5.9	가시오가 피순 (생 것)	5.1	청태	20.7	큰느타리 버섯 (분말)	37.7
			곤드레 (말린 것, 야생산)	20.5	호박잎 (생 것)	5	고추잎 (생 것)	4.4	매생이	20.6	고사리 (말린 것)	25.8
			쇠귀나물 (뿌리, 생 것)	6.3	당귀 (잎, 노지 재배)	3.6	달래	3.3	미역 (양식산, 말린 것)	20	뽕잎분말	24.2
			브로콜리 (생 것)	5	시금치 (생 것, 노지)	3.1	갓(생 것)	3.1	콩잎	6.6	검은비늘 버섯 (말린 것)	20.1
			냉이	4.7	고구마잎	3					콩나물 (생 것)	5.3

분류	목		화		토		금		수		상화	
야채			고들빼기	3.5							아욱 (생 것)	3.6
			쑥갓 (생 것)	3.5							우엉 (생 것)	3.1
			파슬리	3.2								
			근대 (생 것)	2.3								
과일	레몬 (생 것)	1.4	해바라기 씨 (말린 것)	19.9	호박씨 (말린 것)	29.3,	복숭아 (황도)	0.9	수박씨 (조미한 것)	30.1	가지 (말린 것)	7.3
					호박씨 (조미한 것)	27						
	딸기 (개량종)	0.9	살구 (건과)	9.2	대추 (건과)	5			밤 (말린 것)	6.7	바나나 (생 것)	1.2
			살구 (생 것)	0.9	대추 (생과)	2.2			밤(생 것)	3.2	바나나 (생 것)	1.2
	오렌지 (생 것)	0.9	은행 (생 것)	5.4	참외 (생 것)	1						
	유자 (생과)	0.9										
근과	땅콩 (볶은 것)	25.6,	더덕 (분말)	17	칡뿌리	1.9			마(산마)	5.1,	아몬드 (조미한 것)	23.7

분류												
근과	땅콩 (말린 것)	20.3	더덕 (생 것)	3.8					마(단마)	1.7		
	피스타치 오넛(조미 한 것)	24.2,	도라지 (말린 것)	2.4							죽순 (말린 것)	13.8
	피스타치 오넛(말린 것)	20.6	도라지 (생 것)	1.7								
	참깨 (검정깨, 말린 것)	20.5									코코넛 (말린 것)	6.9
	들깨 (말린 것)	16.9									도토리 (생 것)	4.4
	잣 (말린 것)	14.7									감자 (생 것)	2.8
											토란 (생 것)	2.5
육류	달걀가루	47	메뚜기	64.2	소고기 (육포)	49	가리비 (말린 것)	77.6	황태	80.3	누에분말	56.7
	닭고기	24	칠면조고 기	23.5	집토끼 (날 것)	21.7	바지락 (양식산, 말린 것)	74	해삼 (말린 것)	77.6	효모 (건조)	40
			참새고기	22.4			고등어 (말린 것)	72.4	노가리	76.1	꿩고기	27.2

육류	목		화		토		금		수		상화	
							고등어 (생 것)	20.2				
			염소고기	21.9			영덕게 (게살 자건품)	66.7	문어 (말린 것)	72	거위고기	22.8
							대구포	65.4	오징어 (말린 것)	67.8	번데기 (말린 것)	22.3
							대구 (말린 것)	56				
							청어알 (말린 것)	65.2	갑오징어 (말린 것)	66.8		
							청어 (말린 것)	44.5				
							대하 (말린 것)	62.4	북어	61.7		
							바다빙어 (말린 것)	62.3	참전복 (말린 것)	56		
							새조개 (말린 것)	61.1	꼴뚜기 (자건품)	51.3		
							뱅어포	60.4	까나리 (자건품)	43.1		
							학꽁치 (조미한 것)	59.1	멸치 (말린 것)	38.9		

육류							학꽁치 (생 것)	24.9				
							대합 (말린 것)	58.6	가자미 (생 것)	22.1		
							맛살 (말린 것)	57.9	도다리	20.4		
							홍합 (자건품)	56.1	광어	20.4		
							밴댕이 (자건품)	48.2				
							정어리 (말린 것)	45.6				
							정어리 (생 것)	20				
							굴비	44.4				
							새우껍질	44				
							쥐치포	41.8				
							민어 (말린 것)	36.5				
							민물빙어 (자건품)	34.2				
							칠성장어 (말린 것)	33.3				

육류	목	화	토	금		수	상화
				칠성장어 (생 것)	21		
				양미리 (말린 것)	29.9,		
				양미리 (생 것)	21.5		
				참다랑어	27.2		
				가다랭이 (생 것)	25.9		
				전어 (생 것)	24.4		
				황다랑어	23.9		
				방어	23.9		
				꽁치 (말린 것)	22.7		
				숭어	22		
				전갱이 (생 것)	21.8		
				무지개송어	21.1		
				송어	21		

육류						날치	21				
						연어 (생 것)	20.6				
						노래미	20.6				
						준치	20.1				
						돔종류	20				

라이신 lysine

단위mg/100g

곡물	목		화		토		금		수		상화	
곡물	밀(배아)	1900	수수	181	피	222	현미(멥쌀, 논벼)	311	작두콩	2391	녹두 (말린 것)	1741
							현미 (찹쌀)	246				
	팥	1800			기장	117	율무	223	콩가루 (볶은 것)	2200	조	210
	동부	1600							쥐눈이콩	2157	차조	186
	완두콩 (말린 것)	1532							대두(검정 콩, 흑태)	1992	옥수수	161
									대두 (노란콩)	1946		
									대두 (검정콩, 서리태)	1889		
	완두콩 (말린 것)	1532							대두 (미숙)	710		

분류												
곡물	강낭콩 (말린 것)	1422							잠두 (말린 것)	1600		
	강낭콩 (생 것)	733							잠두 (미숙)	760		
	메밀 (가루)	713										
	메밀 (도정곡)	520										
	귀리 (도정곡)	653										
야채			취나물 (말린 것)	1465	시금치	204	마늘 (구근)	302	파래(납작 파래)	1893	클로렐라	3175
							마늘(쫑)	124	파래 (갈파래)	1494		
			브로콜리	356	들미나리	145	고추잎	278	김	1589	누에동충 하초	2102
			파슬리	285			달래	213	매생이	1008	목이버섯 (말린 것)	643
			냉이	276			열무	181	우뭇가사 리	952	콩나물	301
			케일	265			파(쪽파)	107	미역	827	아욱	149
			신선초	208			생강	55	다시마	716	아스파라 거스	92
			고들빼기	153			양파	45	곰피	636		

	목		화		토		금		수		상화	
야채			근대	151					모자반	587		
			씀바귀	141								
			숙주나물	138								
			풋고츠	119								
			상추(적상츠)	119								
과일	귤(생과)	111	해바라기씨	760	호박씨	1525	복숭아(천도)	35	수박씨(말린 것)	937	오이	74
	유자(과피)	70	은핳	215	호박(애호박)	91	배(신고)	23	밤	143	가지	55
	유자(과육)	40			호박(당호박)	90						
					호박(서양호박)	81						
	매실	36	자몽	22	감(단감)	25			수박	17	바나나	51
	딸기	35			참외	17						
	사과(아오리)	31										
	오렌지	31										
	자두	20										
	포도(거봉)	20										

분류	식품	값	식품	값	식품	값	식품	값	식품	값	식품	값
근과	참깨 (깻묵)	1377	더덕	123	고구마	63			마	65	아몬드	633
	참깨 (흰깨)	572										
	땅콩(말린 것, 중, 대립종)	953	도라지	49	연근	58					코코넛	550
	들깨 (말린 것)	727									죽순 (생 것)	156
	잣 (볶은 것)	560									토란	141
	잣(생 것)	528										
											감자 (생 것)	131
											돼지감자	118
육류	소고기 (간)	1613	염소고기	1800	토끼고기	1900	대구(포)	5708	명태 (북어)	5217	양고기 (성숙)	1856
									명태 (노가리)	4978		
									명태(알, 생 것)	2131		
							대구 (생 것)	1589	명태(알, 명란젓)	2000	양고기 (어린 양고기)	1700

육류	목		화		토		금		수		상화	
육류									명태 (생 것)	1613		
									명태 (동태)	1521		
	닭고기 (살코기)	1500	칠면즈 고기	1800	소고기 (살코기)	1400	밴댕이 (자건품)	3845	멸치 (자건품, 중멸치)	4874	오리고기	1611
	닭고기 (간)	1484			소고기 (천엽)	861			멸치 (소멸치)	4768		
	닭고기 (내장)	1215			소고기 (내장)	820			멸치 (큰멸치)	3880		
									멸치 (생 것)	1546		
	돼지고기 (간)	1500	소고기 (심장)(혀)	1300	닭고기(모 래주머니)	1200	가다랭이 (생 것)	2215	오징어 (말린 것)	4332	오리알 (난황)	1180
							가다랭이 (알)	1796			오리알 (전란)	880
											오리알 (난백)	759
							가다랭이 (내장)	1176	오징어 (생 것)	1053		
	달걀(난황)	1143	돼지고기 (심장)	1300			농어	2126	문어 (말린 것)	3965		
	달걀(전란)	950										

육류										
	달걀(난백)	679	돼지고기 (혀)	1200				문어 (생 것)	1238	
	메추라기 알	857	닭고기 (심장)	1200	날치	2000		광어 (양식산)	1802	
								광어 (자연산)	1785	
					숭어	1994		돼지고기 (삼겹살)	1662	
								돼지고기 (살코기)	1400	
					향어	1973		홍어	1518	
					잉어	1928		아귀	1249	
					가물치	1915		소라	1209	
					말고기	1900		소고기 (신장)	1100	
					청어(알)	1880		나토(일본 식청국장)	1100	
					정어리	1876		갑오징어	1075	

육류	목	화	토	금		수		상화	
				갈치	1837	꼴뚜기	1054		
				연어 (생 것)	1829	논우렁이	1047		
				연어(알, 생 것)	1756				
				꽁치	1825	돼지(신장)	940		
				삼치	1822	낙지	812		
				병어	1791	주꾸미	797		
				도다리	1788	전복	782		
				붕어	1785	큰논우렁	712		
				은어	1782				
				학꽁치	1735				
				민어	1723				
				양미리	1713				
				가재 (바다가재)	1701				
				가재 (갯가재, 생 것)	1284				

육류												
						가재 (갯가재, 삶은 것)	1200					
						게(영덕게)	1658					
						게(꽃게, 알)	1545					
						게(왕게)	1504					
						게(닭게)	1199					
						게(꽃게, 생 것)	1055					
						전어	1644					
						방어	1629					
						조기	1625					
						장어 (붕장어)	1622					
						장어 (뱀장어)	1315					
						장어 (갯장어)	1184					
						장어 (먹장어)	1075					
						까나리	1544					

육류	목	화	토	금		수	상화
				빙어(민물)	1488		
				새우(대하)	1455		
				새우 (닭새우)	1386		
				새우(꽃새 우, 생 것)	1341		
				새우 (젓새우)	853		
				돼지고기 (허파)	1389		
				도루묵	1212		
				가리비	1210		
				개조개	1158		
				소고기 (허파)	1137		
				성게	1012		
				우럭	932		
				피조개	928		
				재첩	880		
				바지락 (생 것)	806		
				꼬막	780		

분류						식품명	함량	식품명	함량		
육류						홍합 (생 것)	769				
						대합	743				
						굴(참굴, 양식산)	726				
						굴(참굴, 자연산)	718				
						굴(석굴)	685				
						미더덕	502				
						멍게 (자연산)	371				
						멍게 (양식산)	365				
기타								두부	523		
								치즈(가공)	1497		

로이신 leucine

단위 mg/100g

곡물	목		화		토		금		수		상화	
	팥	1815	수수	1021	기장	1566	율무	2013	작두콩	3712	녹두 (말린 것)	1677
	밀 (배아)	1800			피	1156	현미 (찹쌀)	694	콩가루 (볶은 것)	2900	차조	1478
	밀 (밀쌀)	765					현미(멥쌀, 논벼)	692				
	동부	1800			쌀(찹쌀, 백미)	662			쥐눈이콩	2746	조	1400
	강낭콩 (말린 것)	1621							대두 (노란콩)	2308	옥수수	1356
	강낭콩 (생 것)	814							대두 (검정콩, 서리태)	2299		
									대두(검정 콩, 흑태)	2297		
									대두(미숙)	840		
	완두콩 (말린 것)	1615							잠두 (말린 것)	1800		
									잠두(미숙)	850		

분류	식품		식품		식품		식품		식품		식품	
곡물	귀리 (도정곡)	1108										
	메밀(가루)	811										
	메밀 (도정곡)	650										
	보리 (겉보리, 쌀보리)	793										
	보리 (찰보리)	654										
	보리 (겉보리, 납작보리)	650										
	보리 (겉보리, 통보리)	641										
	보리 (겉보리, 맥주보리)	640										
야채			취나물 (말린 것)	2165	시금치	209	고춧잎	321	파래 (납작파래)	2669	클로렐라	4786
			취나물 (생 것)	344					파래 (갈파래)	2494		

	목		화		토		금		수		상화	
야채			파슬리	448	들미나리	197	마늘(구근)	271	김	2168	누에동충하초	1872
							마늘(쫑)	130				
			브로콜리	361			달래	221	매생이	1877	뽕잎분말	1122
			신선츠	289			열무	165	미역	1138	우뭇가사리	952
			케일	271			생강	159	다시마	1069	목이버섯(말린 것)	952
			냉이	248			파(쪽파)	121	우뭇가사리	952	콩나물	381
			고들빼기	195			무(왜무, 무청)	110	곰피	753	아욱	165
			근대	192					톳	662	아스파라거스	91
			상추	152					청각	564	우엉	73
			씀바귀	151								
			풋고추	122								
			참나물	113								
			셀러리	33								
과일	귤(생과)	134	해바라기씨	1400	호박씨	2373	홍화씨	1172	수박씨(말린 것)	2007	가지	73
	유자(과피)	76	은행	391	호박(당호박)	114	복숭아(천도)	38	밤	163	오이	71

분류	식품		식품		식품		식품		식품		식품	
과일	유자 (과육)	34			호박 (서양호박)	89						
					호박 (애호박)	79						
	딸기	43			감(단감)	26	배(신고)	21	수박	17	바나나	69
	사과 (아오리)	34			참외	17						
	매실	31										
	오렌지	28										
	자두	19										
	포도(거봉)	15										
근과	참깨(깻묵)	3201	더덕	133	고구마	78			마	81	아몬드	1387
	참깨(흰깨)	1429										
	참깨 (검정깨)	1019										
	땅콩 (볶은 것)	2945	도라지	59	연근	58					코코넛	850
	땅콩 (말린 것, 대립종)	1811										
	땅콩 (말린 것, 중대립종)	1689										

	목		화		토		금		수		상화	
근과	피스타치오넛(조미)	1400									토란	224
	호두(말린 것)	1304									죽순(생 것)	177
	호두(볶은 것)	1100										
	잣(생 것)	1142									감자(생 것)	121
	잣(볶은 것)	1100										
	들깨(말린 것)	1125									돼지감자	115
육류	돼지고기(간)	1800	염소고기	1600	토끼고기	1700	대구(포)	5914	명태(북어)	7311	누에분말	4496
							대구(생 것)	1399				
	소(간)	1782	칠면조고기	1500	소고기(살코기)	1400	밴댕이(자건품)	3885	명태(노가리)	5721	효모	2432
	닭고기(간)	1648	닭고기(심장)	1200	닭고기(모래주머니)	1400	게(꽃게, 알)	2566	문어(말린 것)	5201	양고기	1623
	닭고기(살코기)	1400					게(영덕게)	1425				
	닭고기(내장)	1218					게(왕게)	1376				
							게(닭게)	1216				

육류							게(꽃게, 생 것)	1056	문어 (생 것)	1316	어린양고기	1500
	달걀(난황)	1403	소(심장)	1400			가다랭이 (알)	2276	오징어 (말린 것)	5129	오리고기	1354
	달걀(전란)	1131	소(혀)	1200			가다랭이 (생 것)	1931				
							가다랭이 (내장)	1502	오징어 (생 것)	1135		
	메추라기 알	1013					청어(알)	2260	멸치(자건품, 중멸치)	4397	오리알 (난황)	1315
							청어 (생 것)	1421	멸치 (자건품, 소멸치)	4271		
									멸치 (자건품, 큰멸치)	3568	오리알 (난백)	1026
									멸치 (생 것)	1452	오리알 (전란)	1000
							향어	2024	명태(알, 명란젓)	2500		
							방어	1815	명태(알, 생 것)	2421		
							숭어	1774	돼지고기 (등심)	1754		

육류	목	화	토	금		수		상화
						돼지고기 (삼겹살)	1513	
						돼지고기 (살코기)	1300	
				꽁치	1743	광어 (양식산)	1611	
						광어 (자연산)	1605	
				연어 (생 것)	1726	도다리	1611	
				연어(알, 생 것)	1566			
				가물치	1721	소(신장)	1500	
				농어	1721	명태 (생 것)	1418	
				말고기	1700	명태(동태)	1388	
				날치	1700	홍어	1359	
				잉어	1658	소라	1351	
				새우(대하)	1643	논우렁이	1336	
				삼치	1642	갑오징어	1211	
				까나리	1635	꼴뚜기	1111	

육류											
						양미리	1635	아귀	1104		
						병어	1629	큰논우렁이	985		
						조기	1625	낙지	886		
						정어리	1624	쭈꾸미	875		
						갈치	1565				
						고등어	1544				
						가재(바다가재)	1539				
						가재(갯가재, 생 것)	1388				
						가재(갯가재, 삶은 것)	1100				
						붕어	1534				
						은어	1526				
						전어	1513				
						학꽁치	1499				
						민어	1472				
						장어(붕장어)	1454				
						장어(뱀장어)	1165				

	목	화	토	금		수	상화
육류				장어 (갯장어)	1055		
				장어 (먹장어)	1015		
				미꾸라지	1423		
				빙어 (민물빙어)	1388		
				새우 (시바새우)	1375		
				새우 (닭새우)	1311		
				새우(꽃새우, 생 것)	1255		
				개조개	1211		
				새우 (보리새우)	1191		
				오징어 (생 것)	1135		
				도루묵	1085		
				우럭	1085		
				소(허파)	1008		
				재첩	995		

육류							꼬막	993			
							성게	985			
							바지락 (생 것)	876			
							대합	851			
							홍합 (생 것)	809			
							새우 (젓새우)	808			
							굴(참굴, 자연산)	793			
							굴(참굴, 양식산)	713			
							굴(석굴)	702			
기타									된장(토종)	1151	
									된장(일본 된장)	790	

메티오닌 methionine

단위 mg/100g

분류	목		화		토		금		수		상화	
곡물	밀(배아)	510	수수	142	기장	285	율무	279	콩가루(볶은 것)	560	조	360
	밀(쌀)	241										
	동부	370			피	206	현미(찹쌀)	197	대두(노란콩)	392	차조	256
							현미(멥쌀, 논벼)	178	대두(흑태)	314		
	메밀(도정곡)	310							쥐눈이콩	386	옥수수	225
	강낭콩(생 것)	284							작두콩	351	녹두(말린 것)	192
	강낭콩(말린 것)	254										
	팥	281							서리태	277		
	귀리(도정곡)	225							잠두(말린 것)	200		
	완두콩(말린 것)	223										
야채			취나물(말린 것)	213	시금치	28	마늘(구근)	88	김(참김)	818	클로렐라	849

구분	식품		식품		식품		식품		식품		식품	
야채			취나물(생 것)	36			마늘(쫑)	34				
			브로콜리	85	들미나리	11	고춧잎	48	파래(갈파래)	655	목이버섯(말린 것)	167
									파래(납작파래)	629		
			냉이	52			달래	31	매생이	499	콩나물	56
			신선초(명일엽)	44			생강	27	미역	400	송이버섯	45
			고들빼기	25			무(왜무, 무청)	24	다시마	368	느타리버섯	41
			씀바귀	21			파(대파)	23	곰피	312	표고버섯	38
			근대	18			열무	13	우뭇가사리	290	팽이버섯	26
			상추	16			배추	7	모자반	274	아스파라거스	24
			셀러리	3					톳	270	우엉	17
											양배추	13
과일	딸기	13	해바라기씨	520	호박씨	751	홍화씨	312	수박씨(말린 것)	698	바나나	14
	귤(생과)	12	은행	55	호박(서양호박)	18	복숭아(천도)	8	밤	31	가지	9
					호박(당호박)	16						

	목		화		토		금		수		상화	
과일					호박 (애호박)	14						
	파인애플	8	자몽	4			배(신고)	2	수박	6	오이	9
	매실	5										
	오렌지	5										
	사과 (아오리)	4										
	자두	4										
근과	참깨(깻묵)	1860	더덕	2	고구마	21			마	23	코코넛	390
	참깨(흰깨)	513										
	참깨 (검정깨)	447										
	잣 (볶은 것)	390	도라지	2	연근	19					아몬드	192
	땅콩 (말린 것, 중대립종)	336									죽순 (생 것)	72
	땅콩 (말린 것, 대립종)	335										
											감자 (생 것)	35

분류	식품	함량	식품	함량	식품	함량	식품	함량	식품	함량	식품	함량
근과											토란	35
											돼지감자	32
											당근	11
육류	닭고기(살코기)	480	염소고기	550	토끼고기	580	대구(포)	2430	명태(북어)	2444	누에분말	1390
									명태(노가리)	1954		
									명태(알, 명란젓)	560		
							대구(생 것)	541	명태(생 것)	526		
									명태(동태)	510		
									명태(알, 생 것)	509		
			칠면조고기	550	소고기(살코기)	440	게(꽃게, 알)	764	오징어(말린 것)	1695	효모	1122
							잉어	713	멸치(자건품, 중멸치)	1689	오리알(난백)	694
									멸치(자건품, 소멸치)	1656		
									멸치(자건품, 큰멸치)	1458	오리알(전란)	590

육류	목	화	토	금		수		상화	
						멸치 (생 것)	533		
육류				가물치	710	문어 (말린 것)	1506	어린양고기	520
								양고기	485
				연어 (생 것)	691	도다리	632	오리고기	455
				날치	670	소라	514		
				숭어	658	홍어	501		
				꽁치	654	돼지고기 (살코기)	440		
				조기	652				
				갈치	642				
				삼치	638				
				향어	636				
				은어	635				
				병어	634				
				가다랭이 (생 것)	624				

육류						전어	623				
						정어리	622				
						까나리	621				
						붕어	618				
						민어	613				
						고등어	605				
						새우(대하)	604				
						농어	584				
						양미리	577				
						청어(알)	576				
						청어 (생 것)	566				
						가재 (바다가재)	575				
						가재 (갯가재, 생 것)	498				
						장어 (붕장어)	565				
						장어 (뱀장어)	525				

	목		화		토		금		수		상화	
육류							학꽁치	552				
							말고기	550				
							방어	549				
							미꾸리	538				
							빙어(민물)	531				
기타									치즈(가공)		584	

발린 valine

단위 mg/100g

곡물	목		화		토		금		수		상화	
	밀(배아)	1500	수수	412	피	589	율무	581	작두콩	2276	녹두(말린 것)	1132
	밀(쌀)	532										
	동부	1200			기장	449	현미(멥쌀, 일반)	528	콩가루(볶은 것)	1900	조	550
	팥	1121							대두(노란콩)	1557	옥수수	425
									대두(검정콩, 서리태)	1123		
									대두(검정콩, 흑태)	1085		
									대두(미숙)	540		
	완두콩(말린 것)	1034							쥐눈이콩	1353		
	강낭콩(말린 것)	1031							잠두(말린 것)	1200		
	강낭콩(생 것)	523							잠두(미숙)	550		

	목		화		토		금		수		상화	
곡물	귀리(도정곡)	711										
	메밀(가루)	579										
	메밀(도정곡)	500										
야채			취나물(말린 것)	1618	들미나리	213	마늘(구근)	263	파래(납작파래)	2288	클로렐라	3078
			취나물(생 것)	249					파래(갈파래)	1897		
			파슬리	297	시금치	179	달래	164	매생이	1534	누에동충하초	1379
			고들빼기	162			생강	106	김	1275	뽕잎분말	1077
			근대	140			무(조선무)	87	미역	815	목이버섯(말린 것)	716
			냉이	228			배추	30	우뭇가사리	750	콩나물	258
			명일엽	222			양파	25	다시마	678	송이버섯	184
			브로콜리	254					곰피	522	아욱	129
			상추(적상츄)	114							우엉	66
			파슬티	297							양배추	47
과일	귤	101	해바라기씨	1200	호박씨	1714	홍화씨	743	수박씨(말린 것)	1447	가지	62

과일	키위	52	은행	326	호박(당호박)	97	배(신고)	15	밤	141	오이	51
	산딸기	34			감(연시)	48	복숭아(천도)	38			바나나	48
	딸기	29			멜론	25						
	매실	28			무화과	23						
	오렌지	22			참외	20						
	자두	17										
	파인애플	15										
근과	땅콩(볶은 것)	3782	더덕	96	고구마	77			마	76	아몬드	896
	땅콩(말린 것, 대립종)	1234										
	땅콩(중대립종)	1059										
	참깨(깻묵)	2466	도라지	41	연근	55					코코넛	780
	참깨(흰깨)	602										
	참깨(검정 깨)	546										
	호두(말린 것)	845									토란	152
	호두(볶은 것)	750										
	들깨(말린 것)	827									죽순(생 것)	142

분류	목		화		토		금		수		상화	
근과	잣(생 것)	758									감자 (생 것)	125
	잣 (볶은 것)	740									당근	42
육류	돼지(간)	1200	칠면조고 기	980	토끼고기	1100	대구(포)	2873	명태 (노가리)	3925	효모	2500
							대구(생 것)	923	명태(북어)	3680		
									명태(알, 생 것)	1726		
									명태(동태)	913		
									명태 (생 것)	821		
	소고기(간)	1125	염소고기	970	소고기 (살코기)	850	게 (꽃게, 알)	1679	멸치 (자건품, 중멸치)	3062	누에분말	2349
							게(영덕게)	884	멸치 (자건품, 소멸치)	2982		
							게(왕게)	864	멸치 (자건품, 큰멸치)	2419		

육류												
육류							게(꽃게, 생 것)	685	멸치 (생 것)	941		
	닭(간)	1113					가다랭이 (알)	1620	오징어 (말린 것)	2758	오리알 (난황)	963
							가다랭이 (생 것)	1322	오징어 (생 것)	709		
	달걀(난황)	1037					청어(알)	1595	문어 (말린 것)	2702	양고기,	963
	달걀(전란)	859										
	달걀(난백)	646					청어 (생 것)	961	문어 (생 것)	751	어린양고기	940
							농어	1361	광어 (양식산)	1112	오리알 (난황)	963
	닭고기 (살코기)	880									오리알 (난백)	845
									광어 (자연산)	1033	오리알 (전란)	790
	메추라기 알	754					향어	1220	도다리	1014		
							방어	1213	돼지고기 (삼겹살)	966		
									돼지고기 (살코기)	870		
							숭어	1182	홍어	826		
							연어 (생 것)	1168	소라	810		

육류	목		화		토		금		수		상화	
							연어(알, 생 것)	1023				
							삼치	1141	아귀	721		
							날치	1100	꼴뚜기	598		
							가물치	1088	갑오징어	595		
							고등어	1059	큰논우렁	549		
							꽁치	1056				
							양미리	1052				
							정어리	1042				
							학꽁치	1028				
							전어	1021				
							까나리	1021				
							임연수어	1018				
							잉어	1013				
							조기	1011				
							병어	1003				
							말고기	1000				
							붕어	988				
							갈치	981				
							은어	956				
							민어	944				
							빙어(민물)	916				

육류											
						장어 (붕장어)	915				
						장어 (먹장어)	828				
						장어 (뱀장어)	756				
						장어 (갯장어)	747				
						새우(대하)	889				
						새우 (닭새우)	771				
						새우 (꽃새우, 생 것)	753				
						새우 (보리새우)	711				
						미꾸라지	821				
						망둥어	812				
						가재 (바다가재)	798				
						가재 (갯가재, 생 것)	776				
						가재 (갯가재, 삶은 것)	730				

	목	화	토	금		수		상화
육류				성게	762			
				개조개	757			
				가리비	703			
				재첩	692			
				우럭	690			
				도루묵	681			
				꼬막	663			
				바지락 (생 것)	649			
				홍합 (생 것)	635			
				굴(참굴, 자연산)	569			
				굴(석굴)	511			
				대합	513			
기타						치즈(자연)	1800	
						치즈(가공)	1315	
						나토(일본 식청국장)	830	
						된장(토종)	799	
						된장 (일본된장)	520	

이소류신 isoleucine

단위 mg/100g

		목		화		토		금		수		상화	
곡물	동부	1000	수수	319	피	551	현미(멥쌀, 일반)	375	작두콩	2017	녹두 (말린 것)	923
	밀(배아)	960			기장	382	율무	324	콩가루 (볶은 것)	1800	조	440
	완두콩(말린 것)	933							대두 (노란콩)	1509	옥수수	315
									대두 (검정콩, 흑태)	1213		
									대두 (서리태)	1210		
									대두(미숙)	520		
	강낭콩 (말린 것)	918							쥐눈이콩	1345	차조	298
	강낭콩 (생 것)	497										
	팥	881							잠두 (말린 것)	1100		

분류	목		화		토		금		수		상화	
곡물	보리 (겉보리, 통보리)	204										
야채			취나물 (산채 말린 것)	1302	시금치	138	고춧잎	183	파래 (납작파래)	1593	누에동충 하초	836
			취나물 (생 것)	344					파래 (갈파래)	1349		
			파슬리	239	들미나리	122	마늘(구근)	162	김	1131	뽕잎분말	736
			브로콜리	211			달래	139	매생이	1046	목이버섯 (말린 것)	541
			냉이	185			생강	102	우뭇가사리	640	클로렐라	1949
			명일엽 (신선츠)	181			열무	91	미역	638	콩나물	254
			케일	154			무(조선무)	50	다시마	596	송이버섯	155
			쑥갓	139			배추	21	모자반	520	표고버섯	142
			고들빼기	132			양파	21			팽이버섯	120
			근대	111							아욱	101
			씀바귀	101							우엉	64
			상추 (적상츠)	89							양배추	31

분류												
과일	귤	79	해바라기씨	970	호박씨	1718	홍화씨	417	수박씨 (말린 것)	1447	가지	48
	키위	47	은행	243	호박 (당호박)	75	복숭아 (천도)	24	밤	108	오이	45
	산딸기	38	자몽	10	감(연시)	41	배(신고)	17	수박	15	토마토 (완숙)	41
	딸기	25			멜론	17					바나나	34
	매실	22			무화과	17						
	오렌지	16			참외	14						
	자두	15										
	파인애플	12										
	포도(거봉)	11										
근과	땅콩 (볶은 것)	2197										
	땅콩 (말린 것, 대립종)	1033	더덕	82	고구마	54			마	54	아몬드	842
	땅콩 (말린 것, 중대립종)	943										
	참깨(깻묵)	1975	도라지	38	연근	37					코코넛	500
	참깨(흰깨)	688										

분류	목		화		토		금		수		상화	
근과	참깨 (검정깨)	514										
	피스타치 오넛(조미)	830									죽순 (생 것)	119
	호두 (말린 것)	755									토란	92
	호두 (볶은 것)	620										
	들깨 (말린 것)	682									감자 (생 것)	71
	잣 (볶은 것)	590									당근	34
	잣(생 것)	550										
육류	닭고기(간)	923					대구(포)	3278	명태(북어)	4107		
	닭고기 (살코기)	830							명태 (노가리)	3156		
	닭고기 (내장)	721	칠면조그기	940	돼지고기 (비장)	1288	대구 (생 것)	876	명태(알, 생 것)	1511	효모	3290
									명태(알, 명란젓)	1500		
									명태 (생 것)	856		
									명태(동태)	823		

육류												
	돼지고기 (간)	900	염소고기	910	토끼고기	1000	홍합 (자건품)	2315	문어 (말린 것)	2983	누에분말	1874
							홍합 (생 것)	580	문어 (생 것)	815		
	달걀 (난황)	898	소고기 (심장)	730	소고기 (살코기)	790	밴댕이 (자건품)	1992	오징어 (말린 것)	2935	양고기	921
	달걀 (전란)	728	소고기(혀)	700					오징어 (생 것)	648		
	달걀 (난백)	535										
	소고기 (간)	884	돼지고기 (심장)	720	닭고기 (모래 주머니)	770	연어(알, 염장품)	1600	멸치 (자건품, 중멸치)	2735	어린양 고기	870
							연어 (생 것)	1095	멸치 (자건품, 소멸치)	2639		
			돼지고기 (혀)	680					멸치 (자건품, 잔멸치)	2525		
							연어(알, 생 것)	891	멸치 (자건품, 큰멸치)	2167		
									멸치 (생 것)	788		

<table>
<thead>
<tr><th rowspan="2">육류</th><th colspan="2">목</th><th colspan="2">화</th><th colspan="2">토</th><th colspan="2">금</th><th colspan="2">수</th><th colspan="2">상화</th></tr>
</thead>
<tbody>
<tr><td rowspan="3">메추라기알</td><td rowspan="3">614</td><td rowspan="3">닭고기
(심장)</td><td rowspan="3">660</td><td rowspan="3"></td><td rowspan="3"></td><td rowspan="2">청어(알)</td><td rowspan="2">1430</td><td rowspan="3">홍합
(자건품)</td><td rowspan="3">2315</td><td>오리알
(난황)</td><td>827</td></tr>
<tr><td>오리알
(전란)</td><td>610</td></tr>
<tr><td>청어
(생 것)</td><td>846</td><td>오리알
(난백)</td><td>535</td></tr>
<tr><td rowspan="5"></td><td rowspan="5"></td><td rowspan="5"></td><td rowspan="5"></td><td rowspan="5"></td><td rowspan="5"></td><td>게
(꽃게, 알)</td><td>1421</td><td>돼지고기
(등심)</td><td>1014</td><td rowspan="5">오리고기</td><td rowspan="5">784</td></tr>
<tr><td>게
(영덕게)</td><td>868</td><td>돼지고기
(목살)</td><td>962</td></tr>
<tr><td>게(왕게)</td><td>832</td><td>돼지고기
(삼겹살)</td><td>923</td></tr>
<tr><td rowspan="2">게(꽃게,
생 것)</td><td rowspan="2">705</td><td>돼지고기
(살코기)</td><td>770</td></tr>
<tr><td>돼지고기
(신장)</td><td>590</td></tr>
<tr><td rowspan="3"></td><td rowspan="3"></td><td rowspan="3"></td><td rowspan="3"></td><td rowspan="3"></td><td rowspan="3"></td><td>가다랭이
(알)</td><td>1313</td><td rowspan="3">광어
(자연산)</td><td rowspan="3">954</td><td rowspan="4"></td><td rowspan="4"></td></tr>
<tr><td>가다랭이
(생 것)</td><td>1126</td></tr>
<tr><td>가다랭이
(내장)</td><td>836</td></tr>
<tr><td></td><td></td><td></td><td></td><td></td><td></td><td>방어</td><td>1231</td><td>도다리</td><td>927</td></tr>
</tbody>
</table>

육류													
						돼지고기 (허파)	1119	홍어	887				
						숭어	1112	소라	753				
						향어	1098	논우렁이	718				
						삼치	1067	갑오징어	714				
						가물치	1033	소고기 (신장)	700				
						잉어	1033	꼴뚜기	685				
						병어	1021	아귀	679				
						농어	1015	매끈이고둥	656				
						꽁치	1013	낙지	531				
						날치	1000	주꾸미	527				
						고등어	990						
						조기	985						
						갈치	981						
						말고기	980						
						민어	954						
						양미리	934						
						정어리	925						
						전어	921						
						학꽁치	904						

	목	화	토	금		수	상화
육류				은어	896		
				새우(대하)	871		
				새우 (보리새우)	732		
				새우 (젓새우)	515		
				새우 (잔새우)	513		
				까나리	861		
				장어 (붕장어)	854		
				장어 (뱀장어)	721		
				장어 (갯장어)	693		
				장어 (먹장어)	576		
				빙어(민물)	812		
				개조개	803		
				붕어	789		
				소고기 (허파)	754		

육류							가재 (바다가재)	730				
							가재 (갯가재, 생 것)	726				
							가재 (갯가재, 삶은 것)	660				
							갑오징어	714				
							가리비	689				
							도루묵	663				
							꼬막	634				
							성게	633				
							우럭	618				
							재첩	599				
							바지락 (생 것)	585				
							피조개	546				
							굴(참굴, 자연산)	529				
기타									치즈(가공)	1038		
									된장	779		
									나토(일본 식청국장)	760		

트레오닌 threonine

단위 mg/100g

		목		화		토		금		수		상화	
곡물	밀(배아)	1100	수수	248	피	384	현미(멥쌀, 일반)	269	작두콩	1791	녹두 (말린 것)	844	
	동부	880			기장	252	율무	261	콩가루 (볶은 것)	1400	조	410	
	완두콩 (말린 것)	823							대두 (검정콩, 흑태)	1293	차조	287	
									대두 (검정콩, 서리태)	1225			
									대두 (노란콩)	1124			
									대두(미숙)	410			
	강낭콩 (말린 것)	816							쥐눈이콩	1273	옥수수	221	
	팥	745							잠두 (말린 것)	860			
	메밀(가루)	475											
	귀리 (도정곡)	438											

곡물	보리 (겉보리, 통보리)	229								
야채	취나물 (말린 것)	1213	시금치	142	마늘(구근)	205	파래 (납작파래)	2114	클로렐라	2422
	취나물 (생 것)	201					파래 (갈파래)	1894		
	파슬리	279	들미나리	128	고춧잎	193	김	1631	누에 동충하초	1725
	명일엽 (신선초)	217			달래	127	매생이	1480	뽕잎분말	756
	냉이	188			생강	92	미역	757	목이버섯 (말린 것)	702
	브로콜리	188			열무	83	우뭇가사리	753	콩나물	201
	쑥갓	132			무(조선무)	51	다시마	743	송이버섯	168
	케일	129			배추	26	곰피	580	표고버섯	166
	고들빼기	119					모자반	544	팽이버섯	137
	근대	105							아욱	55
	씀바귀	98							우엉	53
	상추 (청상추)	86							양배추	32
	풋고추	81								
	참나물	57								

		목		화		토		금		수		상화	
과일	귤	74	해바라기 씨	770	호박씨	1287	홍화씨	317	수박씨 (말린 것)	1203	토마토 (완숙)	42
	산딸기	43	은행	272	호박 (당호박)	63	복숭아 (천도)	41	밤	103	가지	38
	키위	41	자몽	14	감(연시)	38	양파	21	수박	12	오이	36
	딸기	26			참외	23	배(신고)	14			바나나	32
	매실	21			멜론	17						
	오렌지	17			무화과	17						
	자두	14										
	포도(거봉)	13										
	파인애플	12										
근과	참깨(깻묵)	2199	더덕	79	고구마	66			마	59	아몬드	613
	참깨(흰깨)	649										
	참깨 (검정깨)	546										
	땅콩 (볶은 것)	1339	도라지	37	연근	51					코코넛	550
	땅콩 (말린 것, 대립종)	745										
	땅콩 (말린 것, 중대립종)	742										

분류	식품	(mg)	식품	(mg)	식품	(mg)	식품	(mg)	식품	(mg)	식품	(mg)
근과	들깨(말린 것)	684									토란	118
	호두(말린 것)	623									죽순(생 것)	109
	호두(볶은 것)	510										
	잣(생 것)	499									감자(생 것)	67
											당근	33
육류	소(간)	913	염소고기	890	토끼고기	970	대구(포)	2729	명태(북어)	3240	효모	2327
							대구(생 것)	732	명태(노가리)	2660		
									명태(알, 생 것)	1253		
									명태(생 것)	812		
									명태(동태)	754		
	돼지(간)	910	칠면조고기	860	소고기(살코기)	700	게(꽃게, 알)	1359	문어(말린 것)	2487	누에분말	1746
							게(영덕게)	824				
							게(왕게)	800	문어(생 것)	687		
							게(꽃게, 생 것)	518				
	닭(간)	869					청어(알)	1237	멸치(자건품, 중멸치)	2442	오리알(난황)	868

육류	목		화	토	금		수		상화	
육류	닭(살코기)	730			청어 (생 것)	729	멸치 (자건품, 소멸치)	2435		
							멸치 (자건품, 큰멸치)	1991	오리알 (난백)	802
							멸치 (생 것)	765	오리알 (전란)	690
	달걀(난황)	781			가다랭이 (생 것)	1205	오징어 (말린 것)	2415	어린양고기	850
	달걀(전란)	625			가다랭이 (알)	1004	오징어 (생 것)	528	양고기	826
	메추라기알	614			양미리	947	광어 (양식산)	924	오리고기	756
							광어 (자연산)	905		
					농어	946	도다리	805		
					연어 (생 것)	944	소라	788		
					연어(알, 생 것)	856				
					말고기	930	홍어	775		
					삼치	928	논우렁이	702		
					꽁치	922	돼지고기 (살코기)	700		

육류											
						숭어	918	전복	631		
						날치	910	갑오징어	605		
						향어	880	아귀	591		
						고등어	878	꼴뚜기	524		
						방어	867	낙지	475		
						조기	866				
						정어리	865				
						임연수어	853				
						잉어	852				
						병어	844				
						학꽁치	844				
						갈치	842				
						민어	824				
						가리비	823				
						까나리	823				
						은어	805				
						가물치	802				
						가재 (바다가재)	781				
						가재 (갯가재, 생 것)	654				

육류	목		화		토		금		수		상화	
							가재 (갯가재, 삶은 것)	580				
							전어	769				
							장어 (붕장어)	764				
							장어 (갯장어)	609				
							장어 (먹장어)	609				
							장어 (뱀장어)	589				
							대구 (생 것)	732				
							빙어(민물)	723				
							새우(대하)	716				
							새우 (닭새우)	619				
							새우 (꽃새우, 생 것)	551				
							새우 (보리새우)	505				
							붕어	685				

분류										
육류						망둥어	654			
						미꾸라지	625			
						재첩	613			
						성게	605			
						도루묵	598			
						꼬막	585			
						개조개	572			
						우럭	566			
						홍합 (생 것)	525			
						굴(석굴)	518			
						굴(참굴, 자연산)	428			
						굴(참굴, 양식산)	413			
기타								치즈(자연)	910	
								치즈(가공)	739	
								나토 (일본식 청국장)	620	
								된장	513	

트립토판 tryptophan

단위 mg/100g

	목		화		토		금		수		상화	
곡물	밀(배아)	300	수수	56	기장	161	현미(멥쌀, 일반형)	124	작두콩	523	녹두 (말린 것)	262
	동부	280			피	112	율무	52	콩가루 (볶은 것)	490	차조	234
	귀리 (도정곡)	224							대두 (노란콩)	412	조	200
									대두 (검정콩, 흑태)	392		
									대두 (서리태)	365		
	강낭콩 (말린 것)	214							쥐눈이콩	389	옥수수	38
	메밀(가루)	211							잠두 (말린 것)	210		
	완두콩 (말린 것)	208										
	팥	196										
	보리 (겉보리, 통보리)	159										

야채			취나물 (말린 것)	102	시금치	61	마늘(구근)	91	파래 (갈파래)	522	클로렐라	883
									파래 (납작파래)	514		
			브로콜리	51	들미나리	11	생강	79	매생이	420	콩나물	62
			쑥갓	38			열무	43	김	350	목이버섯 (말린 것)	35
			냉이	36			고춧잎	32	미역	252	송이버섯	24
			씀바귀	35			달래	15	다시마	240	아욱	21
			파슬리	25			양파	12			우엉	21
			명일엽 (신선초)	21			배추	6			팽이버섯	19
			상추 (청상추)	16			무(조선무)	4			느타리버섯	18
			고들빼기	8							표고버섯	12
			피망	8							양배추	8
			근대	3								
과일	키위	11	해바라기씨	310	호박씨	571	홍화씨	243	수박씨 (말린 것)	428	가지	11
	딸기	7	은행	79	호박(당호 박)	27	복숭아 (천도)	2	밤	28	바나나	10
	포도(거봉)	6			참외	7	배(신고)	1	수박	5	오이	7

	목		화		토		금		수		상화	
과일	오렌지	5			감(단감)	6						
	파인애플	5			무화과	5						
	매실	3			멜론	4						
	산딸기	2										
	자두	2										
	귤	1										
근과	참깨(깻묵)	555	도라지	50	연근	24			마	23	코코넛	220
	참깨(흰깨)	317										
	참깨(검정깨)	245										
	땅콩(말린 것, 대립종)	317	더덕	15	고구마	14					아몬드	187
	땅콩(말린 것, 중대립종)	314										
	호두(말린 것)	257	자돈	4							죽순(생 것)	61
	호두(볶은 것)	200										
	들깨(말린 것)	251									토란	51
	잣(생 것)	234									감자(생 것)	21

근과											당근	7
육류	돼지(간)	290	칠면조고기	230	토끼고기	240	대구(포)	660	멸치 (자건품, 큰멸치)	1052	양고기	216
							대구 (생 것)	248	멸치 (자건품, 소멸치)	992		
									멸치 (자건품, 중멸치)	991		
									멸치 (생 것)	225		
	소(간)	281	염소고기	220	소고기 (살코기)	190	연어 (생 것)	361	명태(북어)	814	오리알 (난황)	204
							연어(알, 생 것)	244	명태 (노가리)	753		
	닭(간)	248					고등어	353	오징어 (말린 것)	578		
	닭(살코기)	200							오징어 (생 것)	217		
	달걀(난황)	242					가다랭이 (알)	347	문어 (말린 것)	571		
							가다랭이 (생 것)	313				

	목		화		토		금		수		상화	
육류	메추라기알	203					새우 (꽃새우, 생 것)	324	갑오징어	213		
							새우 (젓새우)	302				
							게(꽃게, 알)	320	돼지고기 (살코기)	200		
							방어	293				
							임연수어	282				
							병어	268				
							전어	256				
							가리비	246				
							말고기	240				
							향어	236				
							잉어	235				
							양미리	228				
							청어 (생 것)	228				
							정어리	215				
							성게	210				
기타									치즈(자연)	320		
									치즈(가공)	285		

기타								나토 (일본식 청국장)	240		
								된장	202		

페닐알라닌 phenylalanine

단위 mg/100g

곡물	목		화		토		금		수		상화	
	동부	1300	수수	456	기장	598	율무	681	작두콩	2095	조	590
	팥	1225			피	569	현미(멥쌀, 일반형)	440	콩가루 (볶은 것)	2000	차조	526
	강낭콩 (말린 것)	1136							쥐눈이콩	1729	옥수수	452
	밀(배아)	1100							대두 (노란콩)	1517		
									대두 (검정콩, 흑태)	1450		
									대두 (검정콩, 서리태)	1441		
									대두(미숙)	540		
	완두콩 (말린 것)	1054							잠두 (말린 것)	1000		
	귀리 (도정곡)	715										
	보리 (겉보리, 쌀보리)	632										

분류	식품	mg	식품	mg	식품	mg	식품	mg	식품	mg
곡물	보리 (겉보리, 납작보리)	499								
	메밀(가루)	522								
야채	취나물 (말린 것)	1342	시금치	127	고춧잎	232	파래 (납작파래)	2112	클로렐라	2789
	취나물 (생 것)	217					파래 (갈파래)	1850		
	파슬리	284	들미나리	112	마늘(구근)	215	매생이	1442	누에 동충하초	1481
	냉이	196			달래	138	김	1197	뽕잎분말	779
	브로콜리	195			생강	108	미역	749	목이버섯 (말린 것)	554
	케일	172			열무	105	다시마	719	콩나물	259
	쑥갓	155			무(조선무)	44	우뭇가사리	684	팽이버섯	167
	씀바귀	146			양파	31	모자반	565	표고버섯	137
	고들빼기	125			배추	18	곰피	524	느타리버섯	124
	참나물	124							아욱	96
	근대	117							우엉	55
	상추 (적상추)	95							양배추	28

	목		화		토		금		수		상화	
야채			고추 (풋고추)	80									
			피망	30									
과일	귤	87	해바라기씨	1000	호박씨	1543	홍화씨	688	수박씨 (말린 것)	1096	가지	45
	산딸기	38	은핟	192	호박 (당호박)	71	배(신고)	19	밤	99	오이	43
	키위	36	자돈	11	감(연시)	39	복숭아 (천도)	15	수박	16	토마토 (완숙)	41
	딸기	24			참외	23					바나나	36
	매실	19			멜론	16						
	오렌지	16			무화과	14						
	자두	12										
	포도(거봉)	12										
	파인애플	10										
근과	땅콩 (볶은 것)	3127	더덕	73	고구마	65			마	67	아몬드	1011
	땅콩 (말린 것, 대립종)	1478										
	땅콩 (말린 것, 중대립종)	1256										

분류	식품		식품		식품		식품		식품		식품	
근과	참깨(깻묵)	2149	도라지	35	연근	35					코코넛	670
	참깨(흰깨)	968									토란	132
	참깨(검정깨)	640										
	들깨(말린 것)	878									죽순(생 것)	104
	호두(말린 것)	785										
	호두(볶은 것)	680									감자(생 것)	85
	잣(생 것)	593										
	잣(볶은 것)	560									당근	36
육류	소(간)	1079	염소고기	790	토끼고기	830	대구(포)	2741	명태(북어)	3418	누에분말	2315
									명태(노가리)	3122		
									명태(알, 명란젓)	1000		
							대구(생 것)	686	명태(알, 생 것)	985		
									명태(생 것)	685		
									명태(냉동품)	658		

<table>
<tr><th></th><th colspan="2">목</th><th colspan="2">화</th><th colspan="2">토</th><th colspan="2">금</th><th colspan="2">수</th><th colspan="2">상화</th></tr>
<tr><td rowspan="11">육류</td><td>달걀(난황)</td><td>1013</td><td rowspan="4">칠면조그기</td><td rowspan="4">770</td><td rowspan="4">소고기
(살코기)</td><td rowspan="4">680</td><td>게(꽃게,
알)</td><td>1208</td><td rowspan="2">오징어
(말린 것)</td><td rowspan="2">2429</td><td rowspan="4">효모</td><td rowspan="4">2071</td></tr>
<tr><td>달걀(전란)</td><td>687</td><td>(왕게)</td><td>768</td></tr>
<tr><td rowspan="2">달걀(난백)</td><td rowspan="2">586</td><td>(영덕게)</td><td>762</td><td rowspan="2">오징어
(생 것)</td><td rowspan="2">509</td></tr>
<tr><td>(꽃게,
생 것)</td><td>586</td></tr>
<tr><td rowspan="4">돼지(간)</td><td rowspan="4">1000</td><td rowspan="4"></td><td rowspan="4"></td><td rowspan="4"></td><td rowspan="4"></td><td rowspan="2">가다랭이
(알)</td><td rowspan="2">1094</td><td>멸치
(자건품,
중멸치)</td><td>2327</td><td rowspan="2">양고기,</td><td rowspan="2">823</td></tr>
<tr><td>멸치
(자건품,
소멸치)</td><td>2236</td></tr>
<tr><td rowspan="2">가다랭이
(생 것)</td><td rowspan="2">859</td><td>멸치
(자건품,
큰멸치)</td><td>1929</td><td rowspan="2">어린양고기</td><td rowspan="2">750</td></tr>
<tr><td>멸치
(생 것)</td><td>685</td></tr>
<tr><td rowspan="2">닭고기(간)</td><td rowspan="2">933</td><td rowspan="3"></td><td rowspan="3"></td><td rowspan="3"></td><td rowspan="3"></td><td rowspan="2">청어(알)</td><td rowspan="2">1066</td><td rowspan="2">문어
(말린 것)</td><td rowspan="2">2286</td><td>오리알
(난백)</td><td>780</td></tr>
<tr><td>오리알
(전란)</td><td>740</td></tr>
<tr><td>닭고기
(살코기)</td><td>680</td><td>청어
(생 것)</td><td>745</td><td>문어
(생 것)</td><td>618</td><td>오리알
(난황)</td><td>679</td></tr>
</table>

육류								
육류	메추라기알	582	농어	984	돼지고기 (삼겹살)	753	오리고기	711
					돼지고기 (살코기)	650		
			향어	963	도다리	716		
			가물치	913	광어 (양식산)	678		
					광어 (자연산)	668		
			숭어	891	홍어	677		
			꽁치	888	갑오징어	558		
			연어 (생 것)	871	꼴뚜기	544		
			연어(알, 생 것)	856				
			방어	857	논우렁이	528		
			말고기	850	아귀	521		
			새우(대하)	847	전복	512		
			새우 (보리새우)	680				
			새우 (꽃새우, 생 것)	655				
			조기	844				

	목	화	토	금		수	상화
육류				가재 (바다가재)	844		
				가재 (갯가재, 생 것)	654		
				가재 (갯가재, 삶은 것)	570		
				날치	830		
				정어리	828		
				양미리	819		
				삼치	807		
				붕어	805		
				고등어	799		
				갈치	786		
				학꽁치	785		
				전어	784		
				까나리	778		
				민어	771		
				병어	754		
				임연수어	753		

육류											
						장어 (붕장어)	719				
						장어 (뱀장어)	713				
						장어 (갯장어)	576				
						장어 (먹장어)	527				
						은어	716				
						재첩	714				
						빙어(민물)	702				
						새조개	653				
						미꾸라지	633				
						개조개	601				
						가리비	595				
						꼬막	549				
						성게	542				
						도루묵	524				
						바지락 (생 것)	501				
						우럭	499				
						잉어	54				

기타	목	화	토	금	수		상화	
					치즈(자연)	1400		
					치즈(가공)	1054		
					나토 (일본식 청국장)	870		
					된장(토종)	751		
					된장 (일본된장)	520		

아르기닌 arginine

단위 mg/100g

	목		화		토		금		수		상화	
곡물	밀배아	2300	수수	342	기장	258	쌀(맵쌀, 현미)	748	콩가루 (볶은 것)	2700	완두콩 (말린 것)	1915
							쌀(찹쌀, 현미)	625				
	동부	1500			피	462	율무	467	흑태	2670	녹두 (말린 것)	1762
	팥	1446							잠두 (말린 것)	2400	옥수수	225
									잠두(미숙)	1300		
	강낭콩 (말린 것)	1325							노란콩	2254		
	강낭콩 (생 것)	620										
	메밀(가루)	1085							작두콩	2239		
	메밀 (도정곡)	800										
	귀리 (도정곡)	836							쥐눈이콩	2205		

	목		화		토		금		수		상화	
곡물	보리 (겉보리, 통보리)	342							서리태	1971		
									대두(미숙)	800		
야채			취나물 (말린 것)	1498	시금치	244	마늘(구근)	2143			클로렐라	3686
			취나물 (생 것)	227							누에 동충하초	2717
			냉이	386	들미나리	122	고춧잎	239	파래 (갈파래)	2325	목이버섯 (말린 것)	694
									파래 (납작파래)	2262		
			브로콜리	321			무(조선무)	208	매생이	1958	우엉	481
			파슬리	272			달래	148	김(참김)	1638	콩나물	348
			고들빼기	203			양파	141	우뭇가 사리	950	송이버섯	236
			씀바귀	194			열무	112	미역	661	표고버섯	149
			숙주나물	190			생강	111	다시마	577	팽이버섯	137
			케일	158			고추	102	모자반	510	아욱	109
			명일엽	151					곰피	443		
			근대	134					톳	356		
			참나물	125								
			상추 (청상츠)	109								

분류	식품	함량	식품	함량	식품	함량	식품	함량	식품	함량	식품	함량
과일	귤	89	해바라기씨	2000	호박씨	4687	홍화씨	1450	수박씨 (말린 것)	4468	토마토 (완숙)	95
	포도(거봉)	80	은행	684	호박 (당호박)	126	복숭아 (천도)	24	밤	163	오이	63
	키위	63	자몽	83	감(연시)	44	배(신고)	8	수박	55	가지	52
	오렌지	59			참외	31					바나나	45
	산딸기	52			멜론	18						
	딸기	37			무화과	14						
	매실	21										
	파인애플	11										
	자두	9										
근과	땅콩 (볶은 것)	6552										
	땅콩 (말린 것, 중대립종)	3188	더덕	358	고구마	38	연근	85	마	190	아몬드	2212
	잣(생 것)	3190										
	잣 (볶은 것)	2500	도라지	42							코코넛	890
	호두 (말린 것)	3047									토란	144

분류	목		화		토		금		수		상화	
근과	호두(볶은 것)	2200										
	참깨(흰깨)	2379									죽순(생 것)	132
	참깨(검정깨)	1972										
	들깨(말린 것)	2266									감자(생 것)	103
											당근	46
육류	닭(간)	1312					대구(포)	5585	명태(북어)	6764	누에분말	2713
									명태(노가리)	5524		
	닭(살코기)	1200	염소고기	1200	토끼고기	1300	대구(생 것)	1084	명태(알, 생 것)	1402		
									명태(생 것)	1089		
									명태(동태)	1002		
	소(간)	1186	칠면즈고기	1200	소고기(살코기)	1200	새우(대하)	2897	문어(말린 것)	5891	효모	2312
									문어(생 것)	1129		
	돼지(간)	1100					가재(갯가재, 생 것)	2014	오징어(말린 것)	5688	양고기	1233
							가재(바다가재)	1321				

육류						
달걀(난황)	1026	가재 (갯가재, 삶은 것)	1200			
		대게 (영덕게)	1987	멸치 (자건품, 중멸치)	3628	오리고기 1125
				멸치 (생 것)	1005	
		황다랑어 (생 것)	1977	소라	1614	
		꽃게(생 것)	1843	전복	1511	
		향어	1703	도다리	1415	
		가다랭이 (생 것)	1688	논우렁이	1247	
		놀래기	1567	돼지고기 (살코기)	1200	
		양미리	1543	큰논우렁	1194	
		가리비	1526	갑오징어	1145	
		잉어	1521	광어 (자연산)	1126	
		까나리	1502	홍어	1057	
		우럭	1480			
		가물치	1421			

육류	목	화	토	금		수	상화
				붕어	1322		
				농어	1315		
				날치	1300		
				연어 (생 것)	1295		
				숭어	1264		
				삼치	1245		
				병어	1237		
				미꾸라지	1225		
				고등어	1206		
				조기	1185		
				갈치	1166		
				은어	1156		
				전어	1156		
				꽁치	1154		
				피조개	1146		
				정어리	1134		
				민어	1121		
				방어	1073		
				장어 (뱀장어)	1068		

육류						장어 (붕장어)	1041				
						청어 (생 것)	1044				
						빙어(민물)	1024				
						성게	1021				
기타								두부	688		

티로신 tyrosine

단위 mg/100g

곡물	목		화		토		금		수		상화	
	팥	743	수수	305	기장	446	율무	541	작두콩	1372	완두콩 (말린 것)	667
	밀(배아)	710			백미(멥쌀, 일반형)	343	현미(멥쌀, 일반형)	258	쥐눈이콩	1288	녹두 (말린 것)	656
	동부	710			피	336			콩가루 (볶은 것)	1200	차조	335
	강낭콩 (말린 것)	614							대두(흑태)	1073	옥수수	333
	강낭콩 (생 것)	256							대두 (서리태)	1066		
									대두 (노란콩)	883		
	귀리 (도정곡)	381							잠두 (말린 것)	770	조	330
	메밀(가루)	321										
	보리 (겉보리, 통보리)	301										

분류	식품	값	식품	값	식품	값	식품	값	식품	값
야채	취나물 (말린 것)	795	시금치	86	마늘(구근)	181	파래 (납작파래)	1183	누에 동충하초	3245
	취나물 (생 것)	130			마늘(쫑)	62	파래 (갈파래)	1140		
	냉이	185	들미나리	61	생강	66	김(참김)	1009	클로렐라	2393
	파슬리	182			파(대파)	32	매생이	780	뽕잎분말	911
	브로콜리	152			무(조선무)	18	미역	472	목이버섯 (말린 것)	314
	명일엽	123			양파	18	다시마	459	콩나물	155
	쑥갓	119			배추	13	우웃가사리	409	팽이버섯	113
	근대	76					모자반	354	송이버섯	104
	상추 (청상추)	68					곰피	352	표고버섯	77
	상추 (적상추)	63								
	고들빼기	65					톳	288	큰느타리 버섯	53
	고추 (풋고추)	58							아스파라 거스	40
	씀바귀	46							느타리버섯	39

	목		화		토		금		수		상화	
야채			참나물	45							우엉	34
			케일	42							양배추	17
			파프리카 (적색)	25							아욱	10
			피망	21								
과일	귤	48	해바라기씨	570	호박씨	1013	홍화씨	473	수박씨 (말린 것)	805	오이	32
	유자	31	은행	72	호박 (당호박)	53	복숭아 (황도)	8	밤	47	가지	30
	키위	22	자몽	7	호박 (애호박)	38	배(신고)	7			토마토 (완숙)	25
	산딸기	21			감(연시)	28					바나나	9
	매실	20			멜론	10						
	딸기	13			참외	7						
	오렌지	10										
	파인애플	9										
	자두	7										
	포도(거봉)	7										
근과	땅콩 (볶은 것)	1463	더덕	41	연근	38			마	35	아몬드	621
	땅콩 (말린 것, 중대립종)	829										

근과	참깨(흰깨)	677	도라지	24	고구마	27					코코넛	510
	참깨(검정깨)	585										
	잣(생 것)	664									토란	121
	잣(볶은 것)	600										
	호두(말린 것)	622									죽순(생 것)	66
	들깨(말린 것)	584									감자(생 것)	53
	호두(볶은 것)	510									당근	24
육류	닭(간)	744					대구(포)	2694	명태(북어)	3534		
	닭(살코기)	570	염소고기	680	토끼고기	740	대구(생 것)	669	명태(노가리)	2698	누에분말	9612
									명태(알, 생 것)	1107		
									명태(생 것)	623		
									명태(동태)	552		
	돼지(간)	720	칠면조고기	640	소고기(살코기)	550	게(꽃게, 알)	1566	문어(말린 것)	2430	효모	851

육류	목		화		토		금		수		상화	
육류							게 (영덕대게)	754				
							게(꽃게, 생 것)	515	문어 (생 것)	555		
	달걀(난황)	698							오징어 (말린 것)	2278	오리알 (난황)	705
	달걀(전란)	554					가물치	1256	오징어 (생 것)	540	오리알 (난백)	588
	달걀(난백)	442									오리알 (전란)	520
	소(간)	658					가다랭이 (생 것)	956	멸치 (자건품, 중멸치)	1698	양고기	702
									멸치 (생 것)	611		
							청어(알)	956				
	메추라기알	451					청어 (생 것)	591	광어 (자연산)	708	오리고기	605
							향어	846	도다리	687		
							다랑어 (가슴살)	845	주꾸미	665		
							양미리	815	홍어	575		
							놀래기	804	전복	502		
							방어	792	아귀	501		

육류				꽁치	788	돼지고기 (살코기)	500		
				새우(대하)	773	논우렁이	493		
				숭어	766	갑오징어	488		
				까나리	754	꼴뚜기	420		
				삼치	744	낙지	376		
				가재 (바다가재)	735	소라	360		
				가재 (갯가재, 삶은 것)	510				
				잉어	728	해삼	132		
				정어리	728				
				붕어	718				
				병어	711				
				말고기	690				
				갈치	689				
				은어	681				
				빙어(민물)	655				
				전어	645				
				우럭	644				
				장어 (붕장어)	635				

	목	화	토	금		수	상화
육류				장어 (뱀장어)	518		
				장어 (먹장어)	504		
				장어 (갯장어)	486		
				고등어	632		
				조기	624		
				연어 (생 것)	621		
				미꾸라지	611		
				학꽁치	599		
				성게	588		
				민어	569		
				망둥어	554		
				재첩	530		
				피조개	512		
				가리비	505		
				도루묵	482		
				홍합 (생 것)	468		
				꼬막	438		

분류							식품	함량	식품	함량		
육류							바지락(생 것)	401				
							대합	388				
							굴(참굴, 자연산)	383				
							굴(참굴, 양식산)	366				
							굴(석굴)	324				
							미더덕	256				
							멍게(양식산)	244				
							멍게(자연산)	231				
기타	요구르트	108			모유	40	고추장	65	치즈(자연)	1400		
									치즈(가공)	1114		
									된장	355		
									두부	290		
									간장	83		

히스티딘 histidine

단위 mg/100g

	목		화		토		금		수		상화	
곡물	동부	780	수수	168	기장	188	현미 (멥쌀, 논벼, 일반형)	197	작두콩	1108	녹두 (말린 것)	651
	밀(배아)	740			피	186	율무	194	콩가루 (볶은 것)	990	옥수수	286
	팥	661					현미(찹쌀)	144	대두 (노란콩)	777	조	250
									대두(흑태)	706		
									대두 (서리태)	542	차조	142
	완두콩 (말린 것)	623							쥐눈이콩	712		
	강낭콩 (말린 것)	611							잠두 (말린 것)	670		
	강낭콩 (생 것)	322										
	귀리 (오트밀)	340							대두(미숙)	320		

분류	식품	mg	식품	mg	식품	mg	식품	mg	식품	mg	식품	mg
곡물	귀리 (도정곡)	256										
	메밀(가루)	335							잠두(미숙)	310		
	보리 (쌀보리)	171										
	녹색완두콩 (미숙)	65										
	강낭콩 (미숙)	56										
야채			쑥갓	191	시금치	63	마늘(구근)	141	파래 (갈파래)	409	누에 동충하초	1132
							마늘 (마늘쫑)	49	파래 (납작파래)	372		
			브로콜리	142	들미나리	51	고춧잎	91	김	385	클로렐라	801
			냉이	132			달래	61	청각	295	송이버섯	790
			파슬리	106			생강	36	미역	290	목이버섯 (말린 것)	337
			명일엽 (신선초)	76			열무	35	우뭇가사리	222	콩나물	139
			취나물 (말린 것) (생 것)	74			파(쪽파)	26	다시마	195	느타리버섯	118
			케일	60			양파	17	매생이	183	표고버섯	85
			근대	54			배추	14	곰피	165	팽이버섯	83

	목		화		토		금		수		상화	
야채			고들빼기	53			무(조선무)	3	모자반	145	꽃양배추	68
			상추 (청상추)	47					톳	134	큰느타리 버섯	49
			씀바귀	46							우엉	48
			참나물	43							머위	37
			고추 (풋고추)	38							아스파라 거스	37
			파프리카 (적색과)	19							아욱	33
			피망	15							양배추	30
			셀러리	9								
과일	귤	32	해바라기씨	580	호박씨	762	홍화씨	220	수박씨 (말린 것)	749	바나나	81
	산딸기	22	은행	111	호박 (서양호박)	35	복숭아 (천도)	21	밤	99	오이	21
	키위	22	자돈	9	참외	23	배(신고)	8	수박씨 (말린 것)	11	토마토 (완숙)	21
	유자(과피)	22			멜론	16					가지	18
	유자(과육)	14										
	포도(거봉)	20			감(연시)	14						
	매실	16			무화과	9						
	딸기	14										

분류	식품	값	식품	값	식품	값	식품	값	식품	값	식품	값
과일	오렌지	11										
	사과 (아오리)	10										
	자두	8										
	파인애플	8										
근과	땅콩 (볶은 것)	1378										
	땅콩 (말린 것, 대립종)	691	더덕	40	연근	36			마	38	아몬드	554
	참깨(흰깨)	517										
	참깨 (검정깨)	280	도라지	15	고구마	23					코코넛	270
	들깨 (말린 것)	485									죽순 (생 것)	75
	호두 (말린 것, 볶은 것)	380									토란	58
	잣 (볶은 것)	370									감자 (생 것)	35
	잣(생 것)	356										
											당근	17
육류	닭고기 (가슴살)	962	소고기 (선지)	1932	토끼고기	990	꽁치	1705	멸치 (자건품, 중멸치)	1782	효모	979

	목		화		토		금		수		상화	
육류	닭고기 (살코기)	610	소고기 (심장)	440					멸치 (자건품, 소멸치)	1525		
	닭고기(간)	512							멸치 (생 것)	1005		
	메추라기알	502	칠면조그기	1000	소고기 (등심)	876	가다랭이 (생 것)	1421	명태(북어)	1503	어린양고기	710
					소고기 (살코기)	600			명태 (노가리)	1295		
					소고기 (천엽)	254			명태 (생 것)	425	양고기	685
									명태(동태)	372		
	달걀(난황)	365	염소고기	820			대구(포)	1370	문어 (말린 것)	1225	오리고기	602
	달걀(전란)	318										
	달걀(난백)	222					대구 (생 것)	574	문어 (생 것)	522		
			돼지고기 (심장)	420			고등어	1224	골뱅이	1213	오리알 (난황)	447
											오리알 (전란)	310
											오리알 (난백)	267
			닭고기 (심장)	380			숭어	1141	오징어 (말린 것)	1188		

육류											
									오징어 (생 것)	282	
							홍합 (자건품	1129	돼지고기 (등심)	884	
							홍합 (생 것)	247	돼지고기 (살코기)	570	
									돼지고기 (신장)	370	
							밴댕이 (자건품)	1059	가오리 (노랑 가오리)	726	
							전갱이 (성어)	1047	홍어	569	
							전갱이 (어린 것)	800			
							정어리	1024	광어 (양식산)	502	
									광어 (자연산)	475	
							말고기	1000	보말고둥	479	
							장어 (갯장어)	761	아귀	467	
							장어 (붕장어)	548			
							장어 (뱀장어)	411			

육류	목	화	토	금		수		상화
				장어 (먹장어)	255			
				황다랑어 (생 것)	623	가자미 (돌가자미)	463	
				삼치	603	꼴뚜기	385	
				청어 (생 것)	592	논우렁이	375	
				잉어	588	도다리	371	
				농어	584	매끈이고둥	363	
				은어	574	큰논우렁	335	
				게(꽃게, 알)	540	소라	330	
				게(영덕게)	455			
				게(닭게)	345			
				게(꽃게, 생 것)	312			
				전어	523	갑오징어	278	
				연어 (생 것)	511	낙지	265	
				우럭	480	주꾸미	214	
				빙어 (민물빙어)	475	전복	202	

육류												
							향어	468	해상	63		
							양미리	462				
							조기	458				
							갈치	425				
							가리비	425				
							새우(대하)	420				
							병어	416				
							망둥어	413				
							까나리	412				
							붕어	412				
							민어	411				
							가재 (바다가재)	386				
							가재 (갯가재, 생 것)	371				
							가재 (갯가재, 삶은 것)	370				
							방어	371				
							미꾸라지	361				
							가물치	348				
							성게	324				

	목		화		토		금		수		상화	
육류							피조개	311				
							재첩	289				
							대합	277				
							굴(참굴, 자연산)	239				
							굴(참굴, 양식산)	218				
							굴(석굴)	213				
							바지락 (생 것)	236				
							꼬막	202				
							멍게 (양식산)	175				
							미더덕	154				
기타					우유	76			치즈(자연)	790,	요구르트	75
									치즈(가공)	570		
					모유	26			된장	302		
									두부	206		

글루탐산 glutamic acid

단위 mg/100g

곡물	목		화		토		금		수		상화	
곡물	밀(배아)	4300	수수	2012	기장	2735	율무	3249	쥐눈이콩	8167	녹두(말린 것)	4152
	동부	3800			피	2185	현미(멥쌀, 일반)	2024	대두(노란콩)	7354	조	2300
									대두(흑태)	7122		
							현미(찹쌀)	1574	대두(서리태)	6961		
									대두(미숙)	1800		
	완두콩(말린 것)	3541			백미(멥쌀 일반)	1693			콩가루(볶은 것)	6200	차조	2179
					백미(찹쌀)	1482						
	팥	3513							작두콩	5556		
	귀리(도정곡)	3011							잠두(말린 것)	3900		
									잠두(미숙)	1900		

	목		화		토		금		수		상화	
곡물	강낭콩 (말린 것)	2954							옥수수	2012		
	강낭콩 (생 것)	2013										
	보리 (겉보리 통보리)	2522										
	메밀 (가루)	2421										
야채			취나물 (말린 것)	2986	시금치	969	마늘 (구근)	2454	파래 (납작 파래)	5178	누에동충 하초	4292
			취나물 (생 것)	468			마늘(쫑)	475	파래 (갈파래)	4737		
			브로콜리	988	들미나리	329	무 (조선무)	558	매생이	4499	뽕잎 분말	2147
			파슬리	556			달래	496	김(참김)	3306	큰느타리 버섯	1162
			명일엽	507			생강	299	미역	2522	콩나물	709
			냉이	484			양파	294	다시마	2501	표고버섯	687
			고들빼기	454			열무	289	곰피	2447	송이버섯	471
			풋고추	357			파(대파)	285	우뭇가사 리	2246	꽃양배추	469

분류	식품	함량	식품	함량	식품	함량	식품	함량	식품	함량	식품	함량	식품	함량
야채			쑥갓	355					배추	230	톳	1739	느타리버섯	438
			참나물	341							모자반	1730	팽이버섯	419
			양상추	338							청각	871	양배추	370
			케일	329									아욱	213
			근대	306									아스파라거스	190
			상추 (적상추)	246									우엉	145
			상추 (청상추)	238										
			씀바귀	229									목이버섯 (말린 것)	139
			피망	215										
			파프리카 (적색)	145										
			셀러리	99										
과일	산딸기	224	해바라기씨	4600	호박씨	5874	홍화씨	3651	수박씨 (말린 것)	5324	오이	227		
	딸기	184	은행	912	호박 (당호박)	479					밤	573	가지	189
	귤	183			참외	322					수박	115	토마토	138
	키위	175			멜론	184							바나나	120
	유자 (과피)	134			감(연시)	167								

분류	목		화		토		금		수		상화	
과일	유자 (과육)	126										
	포도 (거봉)	108										
근과	땅콩 (말린 것, 중대립종)	7026	더덕	314	연근	242			마	350	아몬드	5165
	참깨 (흰깨)	4085	도라지	86	고구마	128					코코넛	2200
	참깨 (검정깨)	3653										
	호두 (말린 것)	3974									감자 (생 것)	399
	호두 (볶은 것)	2900										
	들깨 (말린 것)	3633									죽순 (생 것)	372
	잣(생 것)	3498										
	잣 (볶은 것)	2900									토란	366
											당근	258
육류	닭고기 (살코기)	2700	염소고기	3000	토끼고기	3200	대구(포)	10179	명태 (북어)	10567	누에분말	8645

육류												
육류									명태 (노가리)	9950		
	닭고기 (살코기)	2700	염소고기	3000	토끼고기	3200	대구 (생 것)	2576	명태 (알 생 것)	3425	누에분말	8645
									명태 (생 것)	2885		
									명태 (동태)	2687		
	돼지(간)	2600	칠면조 고기	2900	소고기 (살코기)	2500	가다랭이 (생 것)	3825	문어 (말린 것)	9200	양고기	3162
	소(간)	2575					농어	3624	오징어 (말린 것)	9138	오리고기	2533
	닭(간)	2571					방어	3567	멸치 (자건품, 중멸치)	7726	오리알 (난황)	1736
											오리알 (난백)	1635
											오리알 (전란)	1600
	달걀 (난황)	2304										
	달걀 (전란)	1746					향어	3565	도다리	3245		
	달걀 (난백)	1341										
	메추라기 알	1473					조기	3525	광어 (자연산)	3055		
							전어	3465	소라	2809		

	목		화		토		금		수		상화	
							꽁치	3231	멸치 (생 것)	2615		
							숭어	3165	홍어	2578		
							새우 (대하)	3157	돼지고기 (살코기)	2500		
							가물치	3156	우렁이	2426		
육류							민어	3154	전복	2412		
							말고기	3100	문어 (생 것)	2384		
							양미리	3092	갑오징어	2169		
							가재 (바닷 가재)	3029	오징어 (생 것)	2144		
							가재 (갯가재 생 것)	2685				
							가재 (갯가재 삶은 것)	1900				
							가리비	3027	아귀	2101		
							정어리	3021	꼴뚜기	2015		
							연어 (생 것)	2995	낙지	1754		

육류							갈치	2974	주꾸미	1642		
							병어	2945	해삼	685		
							삼치	2906				
							장어 (붕장어)	2855				
							장어 (뱀장어)	2122				
							장어 (먹장어)	1989				
							장어 (갯장어)	1985				
							잉어	2854				
							게 (영덕게)	2845				
							게(꽃게 생 것)	1921				
							붕어	2843				
							고등어	2739				
							까나리	2715				
							은어	2655				
							빙어 (민물)	2625				
							청어 (생 것)	2543				
							망둥어	2456				

	목		화		토		금		수		상화	
육류							미꾸라지	2435				
							피조개	2376				
							우럭	2261				
							재첩	1991				
							대합	1785				
							꼬막	1629				
							굴(참굴 자연산)	1594				
							굴(석굴)	1531				
							굴(참굴 양식산)	1485				
							바지락 (생 것)	1579				
							개불	1547				
							홍합 (생 것)	1498				
							미더덕	945				
							멍게 (자연산)	845				
기타					우유	657			치즈	5400	요구르트	649

기타								(자연)			
				모유	170			된장	3007		
								간장	1761		
								두부	1647		

글리신 glycine

단위 mg/100g

	목		화		토		금		수		상화	
곡물	밀(배아)	1700	수수	286	백미 (멥쌀, 일반)	395	현미 (찹쌀)	418	쥐눈이콩	1848	녹두 (말린 것)	961
					백미 (찹쌀)	328	현미 (멥쌀, 일반)	353				
	동부	1000			피	256	율무	326	작두콩	1794	차조	776
	완두콩 (말린 것)	975			기장	251			대두 (검정콩, 흑태)	1637	조	280
	팥	916							콩가루 (볶은 것)	1600	옥수수	266
	강낭콩 (말린 것)	768							대두 (서리태)	1579		
	강낭콩 (생 것)	423										
	귀리 (도정곡)	688							대두 (노란콩)	1204		
	메밀 (가루)	675							잠두 (말린 것)	1000		

분류												
곡물	보리 (겉보리 통보리)	346							대두(미숙)	470		
야채			취나물 (말린 것)	1321	시금치	167	고춧잎	235	파래 (납작파래)	2356	누에동충 하초	1753
			취나물 (생 것)	212					파래 (갈파래)	2000		
			파슬리	336	들미나리	113	마늘(구근)	204	김(참김)	1863	뽕잎분말	1445
			브로콜리	211			달래	148	매생이	1619	목이버섯 (말린 것)	611
			케일	198			열무	95	미역	897	콩나물	211
			냉이	186			생강	91	다시마	812	송이버섯	173
			명일엽	182			양파	33	우뭇가사 리	755	표고버섯	157
			쑥갓	158			무(조선무)	32	곰피	633	느타리 버섯	153
			근대	129			배추	26	모자반	620	팽이버섯	136
			고들빼기	123					톳	485	아욱	109
			풋고추	117					청각	352	우엉	44
			참나물	110							양배추	33
			씀바귀	105								
			상추	102								
과일	귤	86	해바라기 씨	1200	호박씨	1861	홍화씨	898	수박씨 (말린 것)	1498	오이	52

	목		화		토		금		수		상화	
과일	키위	51	은행	254	호박 (당호박)	71	복숭아 (천도)	33	밤	124	토마토 (완숙)	51
	산딸기	41	자동	14	감(연시)	41	배(신고)	12	수박	13	바나나	41
	딸기	31			멜론	27					가지	37
	매실	24			참외	20						
	오렌지	19			무화과	19						
	파인애플	15										
	자두	12										
	포도 (거봉)	11										
근과	땅콩 (말린 것, 중대립종)	1474	더덕	94	고구마	48			마	58	아몬드	1287
	참깨 (흰깨)	1046	도라지	41	연근	35					코코넛	620
	참깨 (검정깨)	969										
	호두 (말린 것)	899									죽순 (생 것)	118
	호두 (볶은 것)	720										
	들깨 (말린 것)	878									토란	116

분류	식품명	값	식품명	값	식품명	값	식품명	값	식품명	값	식품명	값
근과	잣(생 것)	765									감자	51
	잣(볶은 것)	690									당근	38
육류	소(간)	1238	염소고기	900	소고기(살코기)	1400	대구(포)	3006	명태(노가리)	3906	누에분말	2338
									명태(북어)	3245		
									명태(알)	926		
							대구(생 것)	798	명태(동태)	845		
									명태(생 것)	811		
	돼지(간)	1100	칠면조고기	800	토끼고기	860	가리비	2756	오징어(말린 것)	3248	양고기	846
									오징어(생 것)	702		
	닭(간)	1004					방어	1623	문어(말린 것)	3165	오리고기	785
	닭(살코기)	970							문어(생 것)	804		
	달걀(난황)	595					가다랭이(생 것)	1225	멸치(자건품, 중멸치)	3075	오리알(난황)	462
	달걀(전란)	431									오리알(전란)	420

육류	목		화		토		금		수		상화	
	달걀 (난백)	387							멸치 (생 것)	871	오리알 (난백)	407
	메추라기 알	390					홍합 (생 것)	1157	전복	1474		
							게(영덕 대게)	1156	돼지고기 (살코기)	1400		
							게 (꽃게 생 것)	1054				
							빙어 (민물)	1089	소라	1294		
							우럭	1073	도다리	956		
							전어	1023	광어 (자연산)	811		
							가재 (갯가재, 생 것)	1013	낙지	786		
							가재 (갯가재, 삶은 것)	870				
							가재 (바다 가재)	829				

육류							농어	1012	홍어	763		
							꽁치	1011	주꾸미	709		
							숭어	983	갑오징어	649		
							청어 (생 것)	929	꼴뚜기	625		
							양미리	927	아귀	581		
							정어리	925	해삼	554		
							미꾸라지	921	우렁이	508		
							은어	908				
							가물치	905				
							바지락 (생 것)	902				
							향어	885				
							연어 (생 것)	872				
							까나리	856				
							붕어	855				
							잉어	846				
							망둥어	845				
							삼치	836				
							갈치	832				
							장어 (갯장어)	831				
							장어	801				

	목	화	토	금		수		상화
육류				(붕장어)				
				장어 (먹장어)	789			
				장어 (뱀장어)	627			
				조기	815			
				피조개	813			
				고등어	804			
				병어	782			
				민어	728			
				재첩	714			
				꼬막	608			
				도루묵	606			
				굴(석굴)	521			
				대합	502			
				미더덕	488			
				멍게 (자연산)	354			
기타				고추장	173	된장	623	
						치즈(자연)	470	

기타									두부	351		
									간장	311		

시스테인 cysteine

단위 mg/100g

		목		화		토		금		수		상화	
곡물		밀(배아)	410	수수	86	기장	244	율무	207	콩가루 (볶은 것)	580	옥수수	212
		동부	360			피	195	현미(멥쌀, 일반)	176	작두콩	358	녹두 (말린 것)	211
		팥	315							잠두 (말린 것)	350	조	200
		완두콩 (말린 것)	311							노란콩	321		
		메밀가루	289							서리태	279		
		보리 (통보리)	163							쥐눈이콩	258		
야채				브로콜리	75	시금치	26	마늘(구근)	118	다시마	520	클로렐라	724
				냉이	28	들미나리	15	생강	91	김(참김)	460	뽕잎분말	431
				쑥갓	25			고춧잎	35	파래 (납작파래)	367	누에 동충하초	389
										파래 (갈파래)	338		
				취나물 (말린 것)	24			양파	21	매생이	278	콩나물	71

분류												
야채			파슬리	23			배추	9			우엉	24
			명일엽 (신선초)	21			달래	8			팽이버섯	17
			근대	18			무(조선무)	6			양배추	15
			상추	11							아욱	14
			고들빼기	8								
과일	키위	29	해바라기씨	410	호박씨	338	홍화씨	163	수박씨 (말린 것)	295	바나나	15
	산딸기	18	은행	19	호박 (당호박)	18	복숭아 (천도)	8	밤	25	오이	12
	딸기	14	자몽	8	무화과	9	배(신고)	2	수박	7	가지	8
	오렌지	10			멜론	9					토마토 (완숙)	7
	귤	4			감(연시)	3						
	매실	4										
근과	땅콩 (말린 것, 중대립종)	462	더덕	15	고구마	21			마	21	코코넛	390
	참깨(흰깨)	438	도라지	1	연근	18					아몬드	289
	잣 (볶은 것)	370									토란	73
	들깨 (말린 것)	321									죽순 (생 것)	66
	호두 (볶은 것)	280									감자 (생 것)	23

	목		화		토		금		수		상화	
근과											당근	8
육류	돼지(간)	360	염소고기	240	토끼고기	230	개불	2055	명태(북어)	840	누에분말	1187
									명태 (노가리)	632		
									명태(알, 생 것)	358		
	달걀(난황)	332	칠면즈 고기	210	소고기 (살코기)	220	홍합 (자건품)	815	멸치 (자건품)	656	오리알 (전란)	310
	달걀(전란)	326										
	달걀(난백)	318							멸치 (생 것)	213	오리알 (난백)	203
	소(간)	328					대구(포)	783	오징어 (말린 것)	623	양고기	221
							대구 (생 것)	207				
	메추라기알	326					꽃게(알)	352	문어 (말린 것)	603	효모	203
	닭(간)	276					황다랑어 (생 것)	336	매끈이고둥	290	오리고기	192
	닭(살코기)	220					가리비	273	돼지고기 (살코기)	240		
							날치	260	소라	224		
							고등어	259	도다리	202		
							가다랭이 (생 것)	256				

육류						식품						
						피조개	254					
						잉어	251					
						농어	246					
						가물치	244					
						방어	243					
						가재(바다가재)	240					
						가재(갯가재, 생 것)	226					
						성게	238					
						향어	238					
						까나리	235					
						놀래기	235					
						새우(대하)	235					
						전어	233					
						빙어(민물)	231					
						대게(영덕게)	221					
						말고기	220					
						숭어	215					
						연어(생 것)	215					

	목		화		토		금		수		상화	
육류							꽁치	213				
							양미리	212				
							민어	211				
							장어(갯장어)	207				
							갈치	205				
							정어리	201				
기타									된장	248		
									치즈(자연)	210		

알라닌 alanine

단위 mg/100g

	목		화		토		금		수		상화	
곡물	밀(배아)	1800	수수	695	기장	1365	율무	1398	대두(노란콩)	1843	차조	1013
									대두(흑태)	1565		
									대두(서리태)	1498		
									대두(미숙)	510		
	팥	1062			피	956	현미(멥쌀, 일반)	680	쥐눈이콩	1760	녹두(말린 것)	983
							현미(찹쌀)	524				
	동부	1000			백미(멥쌀, 일반)	568			작두콩	1610	조	970
	완두콩(말린 것)	976							콩가루(볶은 것)	1600	옥수수	682
	강낭콩(말린 것)	778							잠두(말린 것)	1100		
	강낭콩(생 것)	514										

	목		화		토		금		수		상화	
곡물	귀리 (도정곡)	658										
	메밀(가루)	612										
	보리 (겉보리, 통보리)	352										
야채			취나물 (말린 것)	1524	시금치	155	마늘(구근)	256	파래 (납작파래)	3821	누에동충 하초	2058
			취나물 (생 것)	241					파래 (갈파래)	3035		
			파슬리	291	들미나리	116	달래	178	김(참김)	3332	뽕잎분말	1143
			냉이	276			열무	128	미역	2722	목이버섯 (말린 것)	871
			브로콜리	272			배추	48	매생이	2583	느타리버 섯	272
			쑥갓	155			생강	46	다시마	1752	팽이버섯	263
			케일	151			무(조선무)	40	곰피	1303	콩나물	255
			고들빼기	141					모자반	1029	송이버섯	255
			참나물	105					우뭇가사 리	904	표고버섯	224
			근대	102					톳	895	아욱	109

야채			상추	98					청각	515		
과일	귤	107	해바라기씨	900	호박씨	1568	홍화씨	916	수박씨 (말린 것)	1447	토마토 (완숙)	51
	산딸기	56	은행	291	호박 (당호박)	113	복숭아 (천도)	56	밤	174	오이	49
	키위	45	자몽	28	참외	108	배(신고)	16	수박	15	가지	43
	딸기	44			멜론	98					바나나	39
	매실	31			감(연시)	53						
	자두	31			무화과	32						
	오렌지	29										
근과	땅콩 (말린 것, 중대립종)	1407	더덕	98	고구마	72			마	110	아몬드	836
	들깨 (말린 것)	969	도라지	41	연근	58					코코넛	620
	참깨 (검정깨)	887									죽순 (생 것)	158
	호두 (말린 것)	824									토란	135
	호두 (볶은 것)	640										
	잣(생 것)	779									감자 (생 것)	65
	잣 (볶은 것)	680										

분류	목		화		토		금		수		상화	
근과											당근	58
육류	돼지(간)	1200										
	소(간)	1178	염소고기	1100	토끼고기	1200	대구(포)	4076	명태(북어)	4719	누에분말	2688
							대구 (생 것)	993	명태 (노가리)	4396		
									명태(알)	2144		
									명태 (생 것)	1011		
									명태(동태)	985		
	닭(간)	1135	칠면조고기	1100	소고기 (살코기)	1100	재첩	1636	오징어 (말린 것)	3596	양고기	1138
	닭 (살코기)	1000							오징어 (생 것)	802		
	달걀 (난황)	1100					방어	1618	멸치 (자건품, 중멸치)	3406	오리고기	988
	달걀 (전란)	728							멸치 (생 것)	1065		
	달걀 (난백)	635										
	메추라기알	614					가다랭이 (생 것)	1589	문어 (말린 것)	3224	오리알 (난황)	705
									문어 (생 것)	731	오리알 (전란)	600

육류								오리알 (난백)	493
					개불	1586	광어 (자연산)	1125	
					향어	1492	돼지고기 (살코기)	1100	
					우럭	1421	도다리	1046	
					농어	1287	전복	1011	
					숭어	1245	소라	988	
					잉어	1225	우렁이	982	
					양미리	1215	홍어	907	
					가물치	1205	장어 (먹장어)	782	
					은어	1183	아귀	757	
					삼치	1176	갑오징어	696	
					게(영덕게)	1151	꼴뚜기	682	
					게(꽃게, 생 것)	754			
					꽁치	1145	낙지	588	
					연어 (생 것)	1137	주꾸미	539	
					조기	1125	해삼	256	

	목	화	토	금		수	상화
육류				붕어	1124		
				전어	1123		
				까나리	1121		
				새우(대하)	1116		
				갈치	1111		
				정어리	1087		
				병어	1085		
				가재 (바다가재)	1058		
				가재 (갯가재, 생 것)	889		
				가재 (갯가재, 삶은 것)	680		
				미꾸라지	1056		
				고등어	1056		
				빙어(민물)	1042		
				청어 (생 것)	1021		
				민어	991		

육류						장어 (붕장어)	921				
						장어 (갯장어)	837				
						장어 (뱀장어)	812				
						장어 (먹장어)	782				
						가리비	916				
						바지락 (생 것)	872				
						대합	842				
						꼬막	836				
						성게	824				
						피조개	785				
						굴(참굴, 자연산)	777				
						굴(석굴)	529				
						도루묵	769				
						홍합 (생 것)	749				

	목		화		토		금		수		상화	
육류							미더덕	321				
							멍게 (자연산)	268				
							망둥어	96				
기타							고추장	247	된장	1073		
									치즈(자연)	740		
									간장	421		
									두부	360		

식품에 포함된 효소

사과	— 페록시다아제
바나나	— 아밀라아제, 말타아제, 수크라아제
양배추	— 아밀라아제
곡물, 곡식	— 아밀라아제
달걀	— 리파아제, 포스파타아제, 펩티다아제, 페록시다아제 카탈라아제, 옥시다아제, 아밀라아제
포도	— 페록시다아제, 아밀라아제, 폴리페노록시다아제
파인애플	— 프로테아제
강낭콩	— 아밀라아제, 프로테아제
망고	— 카탈라아제, 페록시다아제, 포스파타아제, dehydrogenase
단풍나무액	— 아밀라아제
고기	— 카텝신
우유	— 카탈라아제, 락타아제, 아밀라아제, galactase,

페록시다아제, 포스파타아제, oleinase, dehydrogenase

버섯   — 말타아제, 아밀라아제, 프로테아제,
              카탈라아제, 글리코게나아제

감자   — invertase

생꿀   — 아밀라아제, 카탈라아제

쌀   — 아밀라아제

콩, 대두   — 옥시다아제, 프로테아제, 우레아제

딸기   — dehydrogenase

사탕수수   — 아밀라아제, 카탈라아제, invertase, ereptase, 말타아제
              옥시다아제, 페록시다아제, 펩타아제,
              사카라아제, tryosinase

고구마   — 아밀라아제

토마토   — 옥시다아제

밀   — 아밀라아제, 프로테아제

무   — 아밀라아제, 카탈라아제

2부

___

지방

포화지방산

단위 g/100g

	목		화		토		금		수		상화	
곡물	밀(배아)	1.53							대두 (노란콩, 말린 것)	2.57	옥수수 (알갱이)	0.2
	밀(통밀)	0.54							대두(미숙)	1.19		
	메밀(가루)	0.6							잠두	0.24		
	보리 (겉보리, 보리쌀)	0.58										
	동부	0.43										
	완두콩	0.27										
	팥	0.27										
	강낭콩	0.25										
야채			셀러리	0.02	시금치(생 것)	0.02	파	0.02			콩나물 (생 것) (삶은 것)	0.29
			상추	0.01			마늘(구근)	0.01			양배추 (생 것)	0.01
			피망	0.01			무 (왜무, 잎)(뿌리)	0.01				

분류	식품	함량	식품	함량	식품	함량	식품	함량	식품	함량	식품	함량
야채							배추 (생 것)	0.01				
과일	금귤	0.07	해바라기씨 (말린 것)	5.53	감(단감)	0.02			밤(생 것)	0.07	가지 (생 것, 삶은 것)	0.03
	레몬	0.05	아보카도	3.18	호박 (생 것) (삶은 것)	0.01					오이	0.02
	키위	0.03	은행	0.14							토마토 (생 것)	0.02
	포도	0.03										
	딸기	0.02										
	귤(생 것)	0.01										
	사과	0.01										
근과	땅콩 (볶은 것)	9.06			고구마 (생 것)	0.03					아몬드 (조미)	4.31
											아몬드 (말린 것)	4.23
	참깨(흰깨, 말린 것)	7.47									토란 (생 것)	0.03
	호도 (볶은 것)	6.94									감자 (생 것)	0.02
	잣 (볶은 것)	4.99									당근 (생 것, 삶은 것)	0.02

	목		화		토		금		수		상화	
근과	개암(볶은 것)	4.23										
육류	달걀(난황, 삶은 것)	9.02	닭(심장)	3.84	소(꼬리)	13.09,	장어(뱀장어, 구운 것)	6.2	돼지고기(삼겹살)	15.47	오리고기	7.95
	달걀(난황, 생 것)	8.74					장어(칠성장어)	6.15				
	달걀(전란, 생 것)	3.14			소(수입산, 갈비)	6.44	장어(뱀장어, 생 것)	5.47				
	달걀(전란, 삶은 것)	2.86					장어(갯장어)	3.26				
							장어(붕장어)	2.45				
	닭(내장)	4.73	소(심장)	3.12	토끼고기	1.91	방어(구운 것)	4.96	아귀	8.3	양고기	6.55
	닭(다리살)	3.87					방어(생 것)	4.4				
	메추라기알(생 것)	3.7	돼지(섬장)	2.1			고등어(생 것)	3.96	멸치(생 것)	1.48		
							고등어(구운 것)	3.06				
	소(간)	0.93					정어리(생 것)	3.39				

분류												
육류							정어리 (구운 것)	2.96				
	돼지(간, 날 것)	0.78					청어 (생 것)	3.35				
							꽁치 (생 것)	2.93				
							꽁치 (구운 것)	2.65				
							은어 (구운 것)	2.82				
							은어 (생 것)	1.47				
							삼치	2.49				
							전어	2.19				
							갈치	1.69				
							연어 (생 것)	1.49				
							잉어	1.18				
							성게	1.12				
							숭어	1.1				
							도루묵	1.02				
기타	땅콩기름	21.7	면실유	22	버터	51.4	유채씨기름	6.1	돼지기름	39.5	코코넛유	84.9
	참기름	14.2	해바라기유	9.8	마가린	21.8			치즈(가공)	16	팜유	47.6
					미강유	17.6			콩기름	14	옥수수기름	12.5

	목		화		토		금		수		상화	
기타					아이스크림	7.69			햄	4.95	올리브유	12.3
					마요네즈	7.54			두부	1.02		
					우유	2.17						
					모유	1.25						

콜레스테롤

단위 mg/100g

	목		화		토		금		수		상화	
야채							양파	1	김(구운 것)	22	가지(생 것)	1
									김(마른 것)	21		
육류	달걀(난황, 삶은 것)	1300	닭(심장)	160	닭(모래주머니)	200	장어(칠성장어)	480	오징어(삶은 것)	410	오리고기	80
	달걀(난황, 생 것)	1300										
	달걀(전란, 생 것)	470							오징어(생 것)	294		
	달걀(전란, 삶은 것)	430										
	메추라기알(생 것)	470	돼지(심장)	110	소(천엽)	138	청어(알)	370	명태(알, 생 것)	340	양고기	75
					소(꼬리)	75	청어(생 것)	65	명태(생 것)	58		
					소(갈비)	55						
	닭(간)	358	소(심장)	110	토끼고기	65	성게	290	소(신장)	310		
	닭(가슴살)	75	소(혀)	100								
	돼지(간, 날 것)	250					장어(뱀장어, 구운 것)	240	주꾸미	301		

육류	목		화	토	금		수		상화	
	소(간)	246			장어(뱀장어, 생 것)	196	돼지(신장, 날 것)	290		
							돼지(삼겹살)	64		
					빙어(민물)	182	전복(참전복)	135		
					미꾸라지	177	멸치(자건품)	113		
							멸치(생 것)	65		
					장어(붕장어)	174	문어(삶은 것)	100		
							문어(생 것)	90		
					까나리	164	가자미	99		
					가재(갯가재, 삶은 것)	150	낙지	88		
					새우(보리새우)	150	아귀	55		
					새우(닭새우)	95				
					은어(구운 것)	120	개구리(다리)	39		

육류							식품	함량				
							은어 (생 것)	85				
							도루묵	97				
							굴 (삶은 것)	95				
							굴(생 것)	36				
							망둥어	90				
							방어 (구운 것)	90				
							방어 (생 것)	68				
							고등어 (구운 것)	85				
							고등어 (생 것)	48				
							정어리 (구운 것)	85				
							정어리 (생 것)	77				
							꽃게	80				
							꽁치 (구운 것)	75				

육류	목		화		토		금		수		상화	
							꽁치 (생 것)	69				
							잉어	75				
							장어 (갯장어)	75				
							장어 (민물장어)	73				
							갈치	72				
							삼치	72				
							농어	70				
							전어	70				
							병어	69				
							대구 (생 것)	67				
							연어 (생 것)	65				
							복어	63				
							숭어	63				
							가다랭이 (생 것)	60				
							날치	60				
							붕어	60				

육류						고등어 (생 것)	48					
						대합	44					
						가리비	40					
						바지락 (생 것)	25					
기타				버터	200				치즈(가공)	80	마요네즈	212
				모유	15				소시지	50		
									햄	42		

단일불포화지방산

단위 g/100g

	목		화		토		금		수		상화	
곡물	밀(배아)	1.37							대두 (노란콩, 말린 것)	3.61	옥수수 (알갱이)	0.21
									대두(미숙)	1.49		
	메밀 (가루)	1.11										
	보리 (겉보리, 보리쌀)	0.2										
	강낭콩	0.18										
	동부	0.12										
	팥	0.07										
야채			아보카도	10.85	시금치 (생 것)	0.01	파	0.01	다시마 (말린 것)	0.27	콩나물 (생 것, 삶은 것)	0.29
			해바라기 씨(말린 것)	10.1					김(참김, 구운 것)	0.11		
과일	키위	0.06			감(단감)	0.04			밤(생 것)	0.04	토마토 (생 것)	0.01

과일	금귤	0.05										
	귤(생 것)	0.02										
	딸기	0.02										
	레몬	0.02										
	포도	0.01										
근과	개암 (볶은 것)	46.1									아몬드 (조미)	35.71
											아몬드 (말린 것)	35.07
	피스타치 오넛 (조미)	31.02									토란 (생 것)	0.01
	땅콩 (볶은 것)	24.01										
	참깨(흰깨, 볶은 것)	19.78										
	참깨(흰깨, 말린 것)	18.94										
	잣 (볶은 것)	16.9										
	호두 (볶은 것)	10.24										
육류	달걀(난황, 삶은 것)	12.56	닭고기 (심장)	6.45	소(꼬리)	27.27	유채씨기 름	57.4	아귀	18.44	오리고기	13.99

	목		화		토		금		수		상화	
육류	달걀(난황, 생 것)	12.17										
	달걀(전란, 생 것)	4.37			소(수입, 갈비)	8.12						
	달걀(전란, 삶은 것)	3.78			소(내장)	5						
	닭(내장)	7.3					장어(뱀장어, 구운 것)	11.44	돼지고기(삼겹살)	15.47	양고기	5.76
	닭(날개)	6.98			토끼고기	1.29	장어(뱀장어, 생 것)	10.07				
							장어(칠성장어)	8.53				
							장어(붕장어)	4.52				
							장어(갯장어)	3.05				
	메추라기알(생 것)	4.51					청어(생 것)	8.08	멸치(생 것)	1.19		
							꽁치(생 것)	6.61	오징어(삶은 것)	0.04		
							꽁치(구운 것)	5.86				

육류							고등어 (생 것)	5.4	문어 (생 것)	0.03		
							고등어 (구운 것)	4.19				
							방어 (구운 것)	4.9				
							방어 (생 것)	4.33				
							정어리 (생 것)	3.48				
							정어리 (구운 것)	2.62				
							연어 (생 것)	3.04				
							삼치	2.96				
							은어 (구운 것)	2.5				
							은어 (생 것)	1.4				
							전어	2.42				
							잉어	2.22				
							갈치	2.09				
							도루묵	1.9				
							성게	1.37				

	목		화		토		금		수		상화	
육류							숭어	1.31				
							임연수어	1.27				
							붕어	0.7				
							농어	0.66				
							미꾸라지	0.47				
							가재 (갯가재, 삶은 것)	0.44				
							빙어 (민물)	0.41				
							굴 (삶은 것)	0.36				
							굴(생 것)	0.23				
기타	땅콩기름	41.5	면실유	18	미강유	38.8			돼지기름	45.5	올리브유	71.2
	참기름	37	해바라기유	17.9	마가린	32.84			콩기름	23.2	옥수수기름	32.5
					버터	20.9			소시지	10.99	마요네즈	31.47
					아이스크림	3.06			치즈 (가공)	6.84	코코넛유	6.5
					모유	1.3			햄	5.64		
					우유	0.91			두부	1.02		

올레인산

단위 g/100g

곡물	목		화		토		금		수		상화	
곡물	메밀(가루)	37.8			백미(멥쌀, 일반형)	22.7	현미(멥쌀, 일반형)	39.6	잠두(완숙)	26.5	옥수수(미숙, 삶은 것)	37.5
											옥수수(미숙, 생 것)	37.5
									잠두(미숙)	11.8	옥수수(찰옥수수)	27.1
											옥수수(알갱이)	21.7
	완두콩	31.2							대두(미숙)	25.5	차조	14
									대두(흑태)	20.4		
									대두(노란콩, 말린 것)	20.2		
	녹색완두콩(미숙, 생 것)	17.8									녹두	4.3

	목		화		토		금		수		상화	
곡물	녹색완두콩 (미숙, 삶은 것)	17.8										
	밀(배아)	15.1										
	밀(통밀)	13.8										
	보리 (겉보리, 통보리)	14.5										
	호밀 (가루)	14										
	동부	8.7										
	강낭콩	8.4										
	팥	7.6										
야채	부추 (재래종)	0.9	피망	16	시금치 (생 것)	7.2	배추 (생 것)	33.3	다시마 (말린 것)	20.1	콩나물 (생 것)	22.4
											콩나물 (삶은 것)	16.5
			셀러리	11.9			양파	28.1	김(참김, 마른 것)	9.1	양배추 (삶은 것)	15
											양배추 (생 것)	9.5
							무(조선무)	20.1	미역 (생 것)	4.6		

야채							마늘(구근)	9.7				
과일	파인애플	32.1	은행	38.4	감(곶감)	40.2	배(신고)	4.4	수박	24.3	올리브 (피클)	75.6
					감(단감)	36.9						
	포도	21.2	해바라기씨 (말린 것)	24.2	무화과	29.6			밤(생 것)	17.3	바나나	26.6
	금귤	15.7	자몽	23.9	멜론	13.1					오이	5.7
	귤(생 것)	14.4			참외	10						
	키위	14.1										
	딸기	13.6										
	레몬	9.6										
근과	개암 (볶은 것)	81.6			연근 (생 것)	15.2					아몬드 (말린 것)	64.9
					연근 (삶은 것)	14.8						
	땅콩 (말린 것, 중대립종)	46.8									토란 (생 것)	8.1
	참깨(흰깨, 말린 것)	39.2									감자 (생 것)	4.6
	참깨 (검정깨, 볶은 것)	36.3										
	잣 (볶은 것)	29.7										

		목		화		토		금		수		상화	
근과	호두 (볶은 것)	20.4											
	들깨	14.4											
육류	달걀(난황, 생 것)	45.3	돼지(텩)	45.3	소고기 (한우, 등심)	45.8	장어 (뱀장어, 생 것)	40.4	돼지고기 (갈비)	40.9	오리고기	50.2		
	달걀(전란, 생 것)	45.3											
	달걀(난황, 삶은 것)	43.6					장어 (붕장어)	39.9						
	달걀(전란, 삶은 것)	43.6	돼지 (심장)	32.9	소고기 (수입, 갈비)	39.9	장어 (칠성장어)	23	돼지고기 (신장, 삶은 것)	30.9				
	달걀(난백, 삶은 것)	41.7					장어 (민물장어)	19.2						
	달걀(난백, 생 것)	30.4					장어 (갯장어)	17.7						
	개고기	30.8	닭(심장)	43.3	닭(모래 주머니)	36.5	잉어	32.1	가자미	24.3	양고기	41.2		
	닭고기 (살코기)	29.7			토끼고기	23.5	갈치	31.9	아귀	18.4				
	오골계	22.8					도루묵	29.1	명태(알, 생 것)	17				

육류											
									명태 (노가리)	16.3	
									명태 (생 것)	15.3	
									명태 (동태)	10.4	
							병어	28.7	멸치 (자건품)	15.3	
									멸치 (생 것)	11.1	
							고등어 (구운 것)	27.8	전복 (참전복)	15.1	
							고등어 (생 것)	20.5			
							삼치	27.4	주꾸미	14.1	
							조기	25.2	가리비	10.5	
							청어 (생 것)	25.1	낙지	9.6	
							연어 (생 것)	23.3			
							붕어	23			
							방어 (생 것)	22.8			
							방어 (구운 것)	18.2			

	목		화		토		금		수		상화	
육류							새우	22.6				
							전어	22.5				
							미꾸라지	17.7				
							송어	17.7				
							은어(구운 것)(생 것)	17.4, 16.4				
							꽃게	17.3				
							가다랭이 (생 것)	16.6				
							민어	14.7				
							복어	14.3				
							숭어	14				
							빙어(민물)	13.2				
							정어리 (생 것)	12.9				
							정어리 (구운 것)	12				
							굴(생 것)	12.1				
							굴 (삶은 것)	10.7				

구분	식품	함량	식품	함량	식품	함량	식품	함량	식품	함량	식품	함량
육류							바지락 (생 것)	10.9				
							가리비	10.5				
							꽁치 (생 것)	10.4				
							망둥어	10.3				
							대구 (생 것)	10.2				
기타	땅콩기름	41.5	해바라기유	19	쌀겨기름	42.5			된장	38.1	올리브유	76.5
	참기름	40.1	녹차	12.7					두부	23.7	옥수수기름	34.7
	콩기름	21.6							청국장	23.4		
	들기름	16.2										

다가불포화지방산

단위 g/100g

	목		화		토		금		수		상화	
곡물	밀(배아)	5.44							대두 (노란콩, 말린 것)	10.49	옥수수(미 숙, 생 것) (알갱이)	0.45
	밀(통밀)	1.49							대두(미숙)	3.06		
	호밀 (가루)	1.19							잠두	0.65		
	메밀 (가루)	1.02										
	보리 (겉보리, 보리쌀)	0.91										
	강낭콩	0.79										
	동부	0.73										
	완두콩	0.68										
	팥	0.55										
야채			상추	0.06	시금치 (생 것)	0.08	파	0.05	김 (구운 것)	0.75	콩나물 (생 것)	1.14
									김 (마른 것)	0.71		

야채			셀러리	0.03			마늘(구근)	0.03	다시마(말린 것)	0.28	콩나물(삶은 것)	1.14
			피망	0.02			배추(생 것)	0.03			양배추(생 것)	0.01
							양파	0.03				
과일	키위	0.23	은행	0.37	호박(생 것)	0.03			밤(생 것)	0.04	토마토(생 것)	0.03
	금귤	0.15			감(단감)	0.03					오이	0.02
	딸기	0.1										
	레몬	0.09										
	포도	0.03										
	사과	0.02										
	귤	0.01										
근과	참기름	42.6			고구마(생 것)	0.06					아몬드(조미)	12.92
											아몬드(말린 것)	12.68
	잣(볶은 것)	34.72									당근(생 것)	0.07
	땅콩기름	34.2									토란(생 것)	0.06
	참깨(흰깨, 말린 것)	22.42									감자(생 것)	0.04
	참깨(흰깨, 볶은 것)	7.74										

	목		화		토		금		수		상화	
근과	땅콩(볶은 것)	15.15										
근과	개암(볶은 것)	5.88										
육류	달걀(난황, 삶은 것)	4.6	닭고기(심장)	2.28	소고기(꼬리)(수입, 갈비)	1.32, 0.36	장어(칠성장어)	6.87	아귀	8.38	오리고기	3.92
육류	달걀(난황, 생 것)	4.46					장어(뱀장어, 구운 것)	3.95				
육류	달걀(전란, 생 것)	1.6					장어(뱀장어, 생 것)	3.49				
육류							장어(갯장어)	3.48				
육류	달걀(전란, 삶은 것)	1.46					장어(붕장어)	1.61				
육류	닭고기(내장)	2.74			토끼고기	1.29	연어(알, 염장)	5.57	돼지(삼겹살)	3.94	양고기	0.77
육류	닭고기(다리살)	2.26					연어(생 것)	1.78				
육류	메추라기알(생 것)	1.53			모유	0.6	방어(구운 것)	4.69,	멸치(생 것)	1.56		
육류							방어(생 것)	3.75				
육류	돼지(간,	0.75					고등어	4.13	가자미	0.57		

육류													
육류	날 것)						(생 것)						
	소고기(간)	0.64					고등어(구운 것)	3.12					
							정어리(생 것)	3.75	명태(황태, 알, 생 것)	0.39			
							정어리(구운 것)	3.11					
							꽁치(생 것)	3.65	오징어(삶은 것)	0.26			
							꽁치(구운 것)	3	오징어(생 것)	0.22			
							청어(생 것)	2.7					
							청어(알)	0.89					
							삼치	2.17					
							은어(구운 것)	1.9					
							은어(생 것)	1.24					
							전어	1.88					
							성게	1.8					
							잉어	1.57					
							도루묵	1.51					
							숭어	1.46					
							임연수어	1.3					

	목		화		토		금		수		상화	
육류							까나리	1.27				
							갈치	1.14				
							굴 (삶은 것)	0.66				
							굴(생 것)	0.41				
							빙어(민물)	0.65				
							농어	0.63				
							붕어	0.62				
							가재 (갯가재, 삶은 것)	0.6				
							가다랭이 (생 것)	0.48				
							미꾸라지	0.4				
기타			해바라기유	66.5	미강유	34.5	유채씨기름	30.7	콩기름	57.4	옥수수기름	48.7
			면실유	54.1	마가린	22.33			돼지기름	10.3	올리브유	10.5
			해바라기씨 (말린 것)	37.51	버터	2.43			두부	2.48	코코넛유	1.9
			녹차	1.9					햄	1.37		
									치즈(가공)	0.55		

오메가 3 지방산 · 알파 리놀렌산

	목	화	토	금	수	상화
	참깨, 호두, 참기름	해바라기 씨			콩, 아마인유	옥수수, 차조기유 등

오메가 3 지방산 · DHA

단위 g/100g

	목		화		토		금		수		상화
야채									김(참김, 마른 것)	0.9	
육류	닭(간)	9.5	닭(심장)	0.2	닭(모래 주머니)	1.6	대구 (생 것)	36.7	한치	48.9	
	돼지(간, 날 것)	4.6					날치	34.8	오징어 (말린 것)	41.1	
									오징어 (삶은 것)	37.9	
									오징어 (생 것)	37.7	
	달걀(난황, 삶은 것)	1.8							명태(동태)	36.9	
	돼지(전란, 삶은 것)	1.8					복어	27.7	명태(포)	25.8	
	돼지(난백, 삶은 것)	1.3							명태 (노가리)	24.3	
									명태 (생 것)	24.3	
									명태(황태)	21.5	

육류	메추라기알 (생 것)	1					청어(알)	27	문어 (삶은 것)	30.5		
	소(간)	0.5					청어 (생 것)	7.3	문어 (생 것)	29.4		
							가다랭이 (생 것)	25.7	멸치 (자건품)	20.2		
									멸치 (생 것)	16.6		
							까나리	25.3	낙지	20.2		
							홍합 (생 것)	22.8	가자미	14.5		
							민어	21.9	쭈꾸미	13.3		
							빙어(민물)	21.9	아귀	10.3		
							뱅어(포)	21.1	전복 (참전복)	10.3		
							넙치	20.5	개구리 (다리)	9.9		
							숭어	19.9	돼지 (신장, 날 것)	1.6		
							고등어 (생 것)	19.2				
							고등어 (구운 것)	13.3				
							새우	18.1				

육류	목	화	토	금		수	상화
				꽁치 (생 것)	17.3		
				꽁치 (구운 것)	9.9		
				삼치	16.9		
				방어 (생 것)	16.8		
				방어 (구운 것)	15.7		
				송어	16.7		
				꼬막	16.5		
				장어 (민물장어)	15.8		
				장어 (갯장어)	15.4		
				장어 (칠성장어)	12.1		
				장어 (붕장어)	11.5		
				장어 (뱀장어, 생 것)	10.7		
				장어 (뱀장어,	6.9		

육류										
						구운 것)				
						도루묵	15.6			
						농어	15.2			
						갯가재 (삶은 것)	14.9			
						가리비	14.3			
						다랑어 (참다랑어, 가슴살)	13.9			
						망둥어	13.9			
						연어 (생 것)	13			
						조기	12.9			
						바지락 (생 것)	12.5			
						정어리 (구운 것)	12.2			
						정어리 (생 것)	10.8			
						병어	11.3			
						꽃게	11			
						대합	10.8			
						갈치	10.7			

육류	목		화		토		금		수		상화	
							굴 (삶은 것)	9.2				
							굴(생 것)	8.6				
							붕어	7.2				
							미꾸라지	6.3				
							전어	6.2				
							잉어	5.8				
							은어 (생 것)	3.3				
							은어 (구운 것)	2.3				

오메가 3 지방산 · DPA

	목		화		토		금		수		상화	
육류	돼지(간, 날 것)	2.9	닭(심장)	0.1	소(꼬리)	0.9	망둥어	4.4	장어 (갯장어)	4.2		
	돼지(간, 삶은 것)	1.4										
	달걀(전란, 삶은 것)	0.1			닭(모래 주머니)	0.7	장어 (갯장어)	4.2	개구리 (다리)	3.6		
							장어 (칠성장어)	2.4				
							장어 (뱀장어, 구운 것)	2.3				
							연어 (생 것)	3.2	미꾸라지	2.7		
							미꾸라지	2.7	문어 (삶은 것)	2.5		
									문어 (생 것)	2.4		
							방어 (구운 것)	2.6	장어 (칠성장어)	2.4		

육류	목	화	토	금		수		상화
				방어 (생 것)	2.5			
				붕어	2.4	장어 (뱀장어, 구운 것)	2.3	
				정어리 (구운 것)	2.3	갯가재 (삶은 것)	2.1	
				날치	2.2	꼬막	1.5	
				갯가재 (삶은 것)	2.1	멸치 (생 것)	1.5	
				송어	2	아귀	1.3	
				은어 (생 것)	1.9	오징어 (삶은 것)	0.9	
				은어 (구운 것)	1.6			
				고등어 (구운 것)	1.8	한치	0.7	
				민어	1.8	돼지 (신장, 날 것)	0.6	
				꼬막	1.5			
				꽁치 (구운 것)	1.4			
				꽃게	1.3			

육류											
						조기	1.2				
						잉어	1				
						굴 (삶은 것)	1				
						뱅어포	0.8				
						새우	0.6				

오메가 3 지방산 · EPA

단위 g/100g

분류	목		화		토		금		수		상화	
야채									김(참김, 구운 것)	54.2	토마토	3.5
									김(참김, 마른 것)	39.4		
									미역 (생 것)	14.4		
과일	귤(생 것)	1.7			감(단감)	0.4			수박	0.4		
	자두	0.3										
육류	돼지(간, 삶은 것)	14.9	닭(심장)	0.3	소고기 (수입, 우둔)	6.7	새우	21.9	명태(포)	19.5		
									명태 (생 것)	18.9		
	돼지(간, 날 것)	0.7			소고기 (육포)	0.5			명태(알, 생 것)	18.7		
									명태 (노가리)	16		

<table>
<tr>
<td rowspan="15">육류</td>
<td></td><td></td><td></td><td></td><td></td><td></td><td></td><td></td>
<td>명태(황태)</td><td>14.9</td><td></td><td></td>
</tr>
<tr>
<td></td><td></td><td></td><td></td><td></td><td></td><td></td><td></td>
<td>명태(동태)</td><td>9.4</td><td></td><td></td>
</tr>
<tr>
<td rowspan="2">닭(간)</td><td rowspan="2">1.6</td><td rowspan="2"></td><td rowspan="2"></td>
<td rowspan="2">닭(모래주머니)</td><td rowspan="2">0.5</td>
<td>굴(생 것)</td><td>19.9</td>
<td>문어
(삶은 것)</td><td>17.8</td><td></td><td></td>
</tr>
<tr>
<td>굴
(삶은 것)</td><td>17</td>
<td>문어
(생 것)</td><td>17.7</td><td></td><td></td>
</tr>
<tr>
<td rowspan="3">소고기(간)</td><td rowspan="3">0.6</td><td rowspan="3"></td><td rowspan="3"></td><td rowspan="3"></td><td rowspan="3"></td>
<td rowspan="3">까나리</td><td rowspan="3">19.2</td>
<td>오징어
(말린 것)</td><td>14.7</td><td></td><td></td>
</tr>
<tr>
<td>오징어
(삶은 것)</td><td>14</td><td></td><td></td>
</tr>
<tr>
<td>오징어
(생 것)</td><td>13.9</td><td></td><td></td>
</tr>
<tr>
<td></td><td></td><td></td><td></td><td></td><td></td>
<td>망둥어</td><td>18.7</td>
<td>넙치</td><td>13.9</td><td></td><td></td>
</tr>
<tr>
<td></td><td></td><td></td><td></td><td></td><td></td>
<td>뱅어(포)</td><td>18.1</td>
<td>낙지</td><td>12.6</td><td></td><td></td>
</tr>
<tr>
<td></td><td></td><td></td><td></td><td></td><td></td>
<td rowspan="2">꼬막</td><td rowspan="2">17.3</td>
<td>멸치
(생 것)</td><td>11</td><td></td><td></td>
</tr>
<tr>
<td></td><td></td><td></td><td></td><td></td><td></td>
<td>멸치
(자건품)</td><td>7.2</td><td></td><td></td>
</tr>
<tr>
<td></td><td></td><td></td><td></td><td></td><td></td>
<td>성게</td><td>16.6</td>
<td>가자미</td><td>9.1</td><td></td><td></td>
</tr>
<tr>
<td></td><td></td><td></td><td></td><td></td><td></td>
<td>가리비</td><td>16.6</td>
<td>한치</td><td>8.5</td><td></td><td></td>
</tr>
<tr>
<td></td><td></td><td></td><td></td><td></td><td></td>
<td>대합</td><td>16.3</td>
<td>전복
(참전복)</td><td>7.6</td><td></td><td></td>
</tr>
<tr>
<td></td><td></td><td></td><td></td><td></td><td></td>
<td>대구
(생 것)</td><td>15</td>
<td>주꾸미</td><td>7.5</td><td></td><td></td>
</tr>
</table>

육류	목	화	토	금		수		상화
				꽃게	14.3	아귀	6.5	
				넙치	13.9	개구리 (다리)	5.9	
				홍합 (생 것)	13.7	돼지(신장, 날 것)	0.6	
				갯가재 (삶은 것)	13.6			
				정어리 (생 것)	13			
				청어(알)	12.7			
				청어 (구운 것)	12.6			
				청어 (생 것)	9.2			
				농어	11.9			
				도루묵	11.5			
				빙어(민물)	11.4			
				전어	11.2			
				복어	10.3			
				장어 (칠성장어)	9.4			
				장어 (민물장어)	5.8			

육류									
						장어 (붕장어)	5.3		
						장어 (갯장어)	5.2		
						장어 (뱀장어, 생 것)	4.2		
						장어 (뱀장어, 구운 것)	4		
						고등어 (구운 것)	8.8		
						고등어 (생 것)	8.2		
						숭어	8.3		
						바지락 (생 것)	8.2		
						꽁치 (생 것)	8.2		
						꽁치 (구운 것)	6.1		
						연어 (생 것)	7.8		
						방어 (구운 것)	7.8		
						방어 (생 것)	7.7		

육류	목		화		토		금		수		상화	
							삼치	7.5				
							가다랭이 (생 것)	7.5				
							붕어	6.5				
							다랑어 (참다랑어, 가슴살)	6.4				
							날치	5.7				
							민어	5.6				
							갈치	5.3				
							조기	4.9				
							은어 (생 것)	4.9				
							은어 (구운 것)	4.4				
							송어	4.9				
							병어	4.4				
							미꾸라지	4.1				
							잉어	3.2				

오메가 6 지방산 - 리놀렌산

단위 g/100g

	목		화	토		금		수		상화	
곡물	밀(통밀)	58.6		백미 (멥쌀, 일반형)	40.3	현미 (멥쌀, 일반형)	37.1	대두 (노란콩, 말린 것)	56.7	차조	69.2
	밀(배아)	57.7						대두(흑태)	55.9		
								대두(미숙)	45.3		
	호밀(가루)	54.6						잠두(미숙)	52.5	옥수수 (알갱이)	65.2
								잠두(성숙)	50.3	옥수수 (찰옥수수)	46.2
										옥수수 (미숙, 삶은 것)	40.8
										옥수수 (미숙, 생 것)	40.8
	보리 (겉보리, 통보리)	52.5								녹두	35.5
	팥	43.3									
곡물	완두콩	43.3									

분류	목		화		토		금		수		상화	
곡물	녹색완두콩(미숙)	42.7										
	동부	35.9										
	메밀(가루)	33.8										
	강낭콩	27.9										
야채	깻잎(생 것)	65.5	피망	40.5	시금치(생 것)	15.9	마늘(구근)	53.7	다시마(말린 것)	9.4	표고버섯(말린 것)	77.9
							마늘(마늘쫑)	48				
	부추(재래종)	27.1	취나물(생 것)	29.5			양파	39.9	미역(생 것)	5.9	콩나물(삶은 것)	54.6
											콩나물(생 것)	53.2
			셀러리	28.1			파	35.8			양배추(생 것)	28.8
			상추	17.3			무(조선무)	16.1			아욱	10.9
							배추(생 것)	0.9				
과일	오렌지	46.5	해바라기씨(말린 것)	66.8	참외	35.6	배(신고)	63.7	밤(생 것)	41.5	가지(생 것)	49
	딸기	42.3	은행	44.4	호박(생 것)	26.1			수박	37.1	오이	25.6
					호박(삶은 것)	17.2						

분류	식품	비율	식품	비율	식품	비율					식품	비율
과일	사과	41.6	자몽	23.1	멜론	14.1					토마토 (생 것)	20.9
	레몬	38.3			무화과	6.1					바나나	10
	귤(생 것)	32.2			감(단감)	3.4						
	금귤	32.1										
	포도	27.5										
	자두	22.7										
	파인애플	15.7										
	키위	14.7										
근과	잣 (볶은 것)	60			고구마 (생 것)	48.1					당근 (삶은 것)	65
											당근 (생 것)	63.7
	호두 (볶은 것)	59.7			연근 (삶은 것)	46					토란 (생 것)	53.6
					연근 (생 것)	45.6						
	참깨 (검정깨, 볶은 것)	48.1									감자 (생 것)	34.2
	땅콩 (말린 것, 중대립종)	35.6									아몬드 (말린 것)	25.8
	들깨	14										

육류	목		화		토		금		수		상화	
	개고기	22	돼지고기 (심장)	15.5	토끼고기	22.4	잉어	16.4	주꾸미	20.4	오리고기	14.4
	오골계	21.6	닭고기 (심장)	15	소고기 (수입, 갈비)	2.6	은어 (생 것)	3.5	돼지고기 (갈비)	14.4	양고기	4.3
							은어 (구운 것)	3.4				
	닭고기 (살코기)	21.3					굴(생 것)	2.8	굴 (어리굴젓)	10.1		
							굴 (삶은 것)	2.2				
	메추라기 알(생 것)	13.5					정어리 (생 것)	2.5,	낙지	3.5		
							정어리 (구운 것)	2.2				
	달걀(난황, 삶은 것)	13.4					무지개송 어	9.9	멸치 (생 것)	1.7		
	달걀(전란, 삶은 것)	13.4										
	달걀(난황, 생 것)	13.1										
	달걀(전란, 생 것)	12.6										
							미꾸라지	8.2	전복	1.7		
							붕어	8	아귀	1.4		

육류											
						송어	8	가자미	1.2		
						홍합 (생 것)	6.2	명태 (생 것)	1.1		
						숭어	5.3	오징어 (생 것)	0.5		
						꼬막	3.2	문어 (생 것)	0.3		
						새우 (홍새우)	3.2				
						바지락 (생 것)	2.8				
						방어 (생 것)	2.4				
						성게	2.4				
						뱅어(포)	1.9				
						가리비	1.8				
						청어 (생 것)	1.7				
						고등어 (생 것)	1.5				
						삼치	1.3				
						갈치	1.2				
						꽃게	1.2				
						조기	1.1				

	목		화		토		금		수		상화	
육류							대구 (생 것)	0.8				
							연어 (생 것)	0.8				
기타	참기름	43.7	해바라기 유	69.9	쌀겨기름	36.9	고춧가루	63.1	콩기름	54.2	옥수수 기름	50.5
	땅콩기름	34.9	커피 (인스턴트)	46.5	모유	15	고추장	51.4	청국장	53.4		
	들기름	15	녹차	21.5					두부	52.7		
									된장	12		

오메가 6 지방산 - 아라키돈산

단위 g/100g

	목		화		토		금		수		상화	
곡물											녹두	0.1
야채									미역 (생 것)	15.4		
									다시마 (말린 것)	6.9		
									김 (마른 것)	6.2		
									김 (구운 것)	4.6		
과일	자두	4.6			멜론	0.4			수박	0.4	토마토 (생 것)	0.1
	귤	2.7							밤(생 것)	0.1	체리 토마토	0.1
	사과	1.4										
	오렌지	1										
	포도	0.7										
	키위	0.5										

육류	목		화		토		금		수		상화	
	돼지(간, 생 것)	17	돼지(심장)	3.4	소고기 (수입, 사태)	3.4	망둥이	8.9	개구리 (다리)	13.9	양고기	0.3
					소고기 (육포)	1.9						
	오골계	13	닭(심장)	1.2	토끼고기	3.2	성게	7.1	돼지(신장, 날 것)	11.8	오리고기	0.3
									돼지 (삶은 것)	6		
									돼지(갈비)	0.6		
	소(간)	8.3					꽃게	5.9	전복 (참전복)	11.6		
	달걀(난백, 삶은 것)	6.8					대합	5.6	문어 (생 것)	8.8		
	달걀(난황, 삶은 것)	1.7										
	달걀(전란, 삶은 것)	1.7							문어 (삶은 것)	7.6		
	닭(간)	5.5					붕어	4.4	한치	8.6		
	닭(살코기)	4										
	개고기	3.3					가재 (갯가재, 삶은 것)	4.2	오징어 (삶은 것)	2.8		
									오징어 (말린 것)	0.4		
									오징어 (생 것)	0.3		

<table>
<tr>
<td rowspan="12">육류</td><td></td><td></td><td></td><td></td><td></td><td rowspan="2">가리비
3.5</td><td>멸치
(자건품,
중멸치)</td><td>1.8</td><td></td><td></td></tr>
<tr><td></td><td></td><td></td><td></td><td></td><td>멸치
(생 것)</td><td>1.2</td><td></td><td></td></tr>
<tr><td></td><td></td><td></td><td></td><td></td><td>장어
(갯장어)</td><td>2.9</td><td rowspan="6">넙치</td><td rowspan="6">1.5</td><td></td><td></td></tr>
<tr><td></td><td></td><td></td><td></td><td></td><td>장어
(민물장어)</td><td>2.2</td><td></td><td></td></tr>
<tr><td></td><td></td><td></td><td></td><td></td><td>장어
(칠성장어)</td><td>1</td><td></td><td></td></tr>
<tr><td></td><td></td><td></td><td></td><td></td><td>장어
(뱀장어,
구운 것)</td><td>0.3</td><td></td><td></td></tr>
<tr><td></td><td></td><td></td><td></td><td></td><td>장어
(뱀장어,
생 것)</td><td>0.2</td><td></td><td></td></tr>
<tr><td></td><td></td><td></td><td></td><td></td><td>장어
(붕장어)</td><td>0.2</td><td></td><td></td></tr>
<tr><td></td><td></td><td></td><td></td><td></td><td rowspan="3">꼬막
2.8</td><td>명태(황태)</td><td>0.9</td><td></td><td></td></tr>
<tr><td></td><td></td><td></td><td></td><td></td><td>명태
(노가리)</td><td>0.1</td><td></td><td></td></tr>
<tr><td></td><td></td><td></td><td></td><td></td><td>명태
(생 것)</td><td>0.1</td><td></td><td></td></tr>
<tr><td></td><td></td><td></td><td></td><td></td><td>바지락
(생 것)</td><td>2.6</td><td>아귀</td><td>0.6</td><td></td><td></td></tr>
</table>

육류	목	화	토	금		수		상화	
				민어	2.2	가자미	0.5		
				새우	1.9	낙지	0.3		
				농어	1.8	주꾸미	0.2		
				고등어 (구운 것)	1.7				
				도루묵	1.7				
				넙치	1.5				
				굴 (삶은 것)	1.5				
				방어 (구운 것)	1.3				
				방어 (생 것)	0.1				
				조기	1.2				
				정어리 (구운 것)	1				
				정어리 (생 것)	0.9				
				은어 (생 것)	0.8				
				은어 (구운 것)	0.6				
				갈치	0.7				
				꽁치 (생 것)	0.7				

육류							꽁치 (구운 것)	0.6				
							숭어	0.7				
							아귀	0.6				
							까나리	0.6				
							연어 (생 것)	0.6				
							잉어	0.6				
							전어	0.6				
							청어 (생 것)	0.6				
							미꾸라지	0.5				
							가다랭이 (생 것)	0.5				
							병어	0.5				
							빙어(민물)	0.5				
							대구 (생 것)	0.2				
							복어	0.2				
							홍합	0.1				
기타					모유	0.5					요구르트	0.1

3부

탄수화물

탄수화물

단위 g/100g

곡물	목		화		토		금		수		상화	
곡물	밀가루(중력분)	86.6	수수(가루)	76.9			현미(참쌀)	74.9	잠두(생 것)	58.3		
	밀가루(강력분)	70.9	수수(도정곡)	73.9	전분(쌀)	89.3					전분(옥수수)	87.8
			수수(알곡)	73.9			현미(일반)	74.4	잠두(말린 것)	50.1		
			수수(차수수)	72.1								
	전분(밀)	86			백미(일반)	81.6	율무쌀	64.9	작두콩	48.5	조(도정곡)	73.9
					백미(참쌀)	81.2					조(차조)	73.2
											조(알곡)	63.5
	보리	76.2			피(도정곡)	72.4			쥐눈이콩	35.4	찰옥수수(말린 것)	70.8
					피(알곡)	61.3						
	호밀(가루)	75			기장(도정곡)	70.4						
	호밀(도정곡)	72.3							서리태	26.5	메옥수수(말린 것)	69
					기장(알곡)	57.1						
	호밀(알곡)	68.5										
	밀(밀쌀)	73.6										
	밀(통밀)	69			고량미	67.8			대두(흑태)	26.4	녹두(말린 것)	57.4

분류	식품											
곡물	사과 (말린 것)	68.1							노란콩 (말린 것, 국산)	25.7		
	메밀(알곡)	66.6										
	메밀(가루)	66										
	팥(붉은팥)	63.7										
	팥(회색팥)	58.4										
	팥(검정팥)	53.7										
	완두콩 (말린 것)	61.2										
	강낭콩 (말린 것)	59.9										
	동부 (말린 것)	58.6										
	귀리(알곡)	54.7										
야채	깻잎 (생 것)	6.2	얼레지뿌리 (말린 것)	81.3	국화꽃잎 (말린 것)	66.7	양파 (중국산, 동결 건조한 것)	77.6	우뭇가사리 (한천)	74.6	석이버섯 (말린 것)	70.8
							양파(분말)	75.9				
	부추 (재래종, 생 것)	2.8	곤드레 (재배)	66.5	고구마줄기 (말린 것)	61.5	마늘 (중국산, 말린 것)	72.8	청태	61.5	잣버섯 (말린 것)	69.5

야채	목		화		토		금		수		상화	
							마늘(분말)	69.3				
							마늘(구근, 생 것, 국산)	27.2				
			참나물(재배, 말린 것)	61.7	둥굴레(말린 것)	55.8	생강(분말)	66.6	다시마(튀각)	55	버들송이버섯(줄기, 말린 것)	63.2
			참나믈(야생, 말린 것)	57.2			생강(국산)	12.3	다시마(말린 것)	41.1	버들송이버섯(갓, 말린 것)	54.2
			곰취(재배, 말린 것)	59.1	당귀잎(노지재배)	14.5	고추냉이(분말)	65.9	곰피(말린 것)	54.7	송화가루	63.2
			민들레(생 것)	5	시금치(생 것, 노지)	5.2	무말랭이	56.7	모자반(말린 것)	43	느타리버섯(말린 것)	61.6
			냉이	3.8	미나리(생 것)	3.3	붉은고추(말린 것)	28.6	청각(말린 것)	43	목이버섯(말린 것)	61.4
							순무(뿌리)	7	파래(말린 것)	42.1	표고버섯(말린 것)	57.9
							순무(잎)	4.4				
									김(말린 것)	38.6	검은비늘버섯(말린 것)	56.2
									매생이	35.4	싸리버섯(말린 것)	52.9

분류	품목 A	값	품목 B	값	품목 C	값	품목 D	값	품목 E	값	품목 F	값
야채									미역 (말린 것)	33.9		
야채									톳 (말린 것)	25.7		
과일	사과 (말린 것)	68.1	살구 (말린 것)	70.4	대추 (말린 것)	71	돌배	19.2	밤 (말린 것)	76.1	올리브 (말린 것)	74.8
과일	사과 (아오리)	11.2	살구 (생 것)	6.5					밤(생 것)	35.8		
과일	자두 (일본자두, 말린 것)	61.6,	은행 (생 것)	36.8	무화과 (말린 것)	66	배(국산, 신고)	10.3	수박씨 (말린 것)	14.6	바나나 (건과)	60.4
과일	자두(생과)	8.4	은행 (삶은 것)	35.2								
과일	금귤(생과)	16.9	해바라기씨 (볶은 것)	22.3	감(곶감)	63.2	복숭아 (백도)	8.2			가지 (말린 것)	58.6
과일			해바라기씨 (말린 것)	14.4	감(단감)	11.4	복숭아 (천도)	7.6				
과일							복숭아 (황도)	5.8				
과일	석류	16.8	자몽 (생 것)	7.4	호박(썰어 말린 것)	61						
과일	모과	15.4			대추야자 (말린 것)	61						
과일	포도(거봉)	14.9			망고	17.6						

	목		화		토		금	수	상화	
과일	키위	13.1			호박씨(말린 것)	8.4				
	귤(보통)	11.8			참외(생과)	7.3				
	오렌지(생과)	10.9								
	유자(생과)	10.5								
	다래	10								
	매실(생과)	7								
	앵두	6.8								
	레몬(생과)	6.4								
	딸기(재래종)	6.2								
근과	잣(미숫가루)	63.4,	도라지(말린 것)	62.9	전분(칡)	85.6			도토리(가루)	83.1
	잣(말린 것)	10.6	도라지(생 것)	19.6	전분(고구마)	84.4				
	땅콩(말린 것, 중립종)	22.7	더덕(분말)	50.2	고구마(말린 것)	74.7			전분(감자)	82
	참깨(검정깨, 말린 것)	16			홍삼(뿌리)	67			토란대(생건, 말린 것)	55.1
	들깨(말린 것)	11.7			인삼(백삼)	64.6			코코넛(볶은 것)	44.4

분류	식품	당질	식품	당질	식품	당질	식품	당질	식품	당질	식품	당질
근과											코코넛 (말린 것)	24.4
	호두 (말린 것)	9.8			연근 (생 것)	15.6					아몬드 (말린 것)	16.9
육류	뱀장어(간)	22.3	칠면조 (살코기, 익힌 것)	3.1	소고기 (육포)	20.2	붕어 (삶은 것)	28.6	햄(등심)	5.9	효모(건조)	42.8
					소고기 (불고기, 양념)	4.3						
					소고기 (갈비, 날 것)	0.3	붕어 (구운 것)	14.4				
	거위(간, 날 것)	6.3	염소고기	0.2			대합 (말린 것)	16.4	논우렁이	3.8	오리알 (생 것)	2
							대합 (생 것)	3.6				
	달걀(가루)	4.1					민어 (말린 것)	12.3	문어 (말린 것)	3.6	청둥오리 알	1
	달걀(난백, 생 것)	1.8										
	달걀(난황, 생 것)	1.8										
	돼지(간, 삶은 것)	3.8					날치(알)	8.3	갑오징어 (말린 것)	3.2	오리고기 (산오리)	0.2
	소(간, 삶은 것)	3.4					멍게 (자연산)	7.8	해삼 (말린 것)	3		

	목		화		토		금		수		상화	
육류									해삼 (생 것)	1.3		
	송아지(간, 삶은 것)	2.7					개량조개 (말린 것)	7	명태(알, 생 것)	1.1		
	메추라기알 (전란, 생 것)	1.6					재첩	5.8				
							멸치 (자건품, 중멸치)	4.8				
							가리비 (말린 것)	4.4				
							가리비 (생 것)	3.8				
							홍합 (생 것)	4				
							굴(석굴, 생 것)	3.7				
							바지락 (자연산, 생 것)	2.8				
							우럭	2.7				
							미더덕	2.4				
							게(꽃게)	2				

분류	식품	%	식품	%	식품	%	식품	%			식품	%
육류							대구포	1.8				
육류							고등어 (말린 것)	1				
기타	건포도	72.9	쌍화차	87.7	설탕 (각설탕)	100	생강차 (분말)	90.7			코코아 (코코아차 분말)	83.6
					설탕 (백설탕)	99.9						
					설탕 (황설탕)	99.4					코코아 (우유 코코아)	80.4
					설탕 (흑설탕)	97						
	포도잼	63.4	치커리차 (말린 것)	79.8	과당	99.9	계피차 (분말)	89			양송이스프 (분말)	68.3
	유자차	62	커피 (인스턴트)	68.,	껌(츄잉껌)	96.9	후추(흰색)	66.7			감잎차 (분말)	55.4
			커피(원두)	50.3	껌(풍선껌)	96.7	후추 (검은색)	56				
	포도쥬스 (농축과즙)	52.8	초콜릿	51.8	인삼차 (과립)	96.7	계피가루	55.4				
	결명자차 (열매)	50.8			홍삼차	95.8						
					사탕	93.2						
					편강	92.2						
					포도당	91						
					캐러멜	79.9						

기타	목		화		토		금		수		상화	
					꿀	79.7						
					물엿	75.7						
					엿 (고구마엿)	69.7						
					엿기름	67.9						
					쇠고기스프 (분말)	66.5						
					딸기잼	62.4						
					두충차	55.8						

식이섬유(건물기준)

*건물기준으로　단위　g/100g

		목		화		토		금		수		상화	
곡물		완두콩	23.78	수수 (도정곡)	5.33	쌀(백미, 일반)	1.1	율무	4.39	대두 (노란콩)	23.25	녹두	20.72
						쌀(백미, 찹쌀)	1.08			대두 (검정콩)	23.24		
		강낭콩	20.91					쌀(현미)	3.16			옥수수 (찰옥수수)	9.36
		보리 (통보리)	20.75									조	5.44
		보리 (보리쌀)	11.02										
		팥(붉은팥)	19.16										
		팥(회색팥)	9.16										
		밀(알곡)	11.88										
		동부	8.4										
		메밀(알곡)	5.24										
야채		깻잎	34.15	고추 (풋고추)	47.61	고구마줄기 (숙건)	86.1	달래	45.14	우뭇가사리	94.1	석이버섯 (말린 것)	60.98
						고구마줄기 (생 것)	74.66						

야채	목	화	토	금	수	상화
야채	부추 27.26	쑥 40.9	미나리 35.94	고추(붉은고추) 43	다시마(생 것) 56.74 다시마(말린 것) 33.37	고비(삶은 것) 55.04
		냉이 38.1	호박잎 35.73	마늘(구근) 36.35 마늘(마늘쫑) 31.61	콩잎 56.55	고사리(삶은 것) 53.06 고사리(말린 것) 42.71
		취나물(산채) 38.05	시금치(하우스) 28.17 시금치(노지) 27.1	갓 35.68	모자반 56.54	표고버섯 48.78
		쑥갓 37.72		열무 34.31	미역(말린 것) 43.36 미역(생 것) 39.25	느타리버섯 42.41
		케일 34.35		고춧잎 31.87	톳 39.56	우엉 36.81
		파슬리 32.13		유채(어린 것) 29.95	김 34.65	머위 36.45
		상추(재래종) 32.08		파(대파) 27.78	청각 22.33	아욱 31.81
		셀러리 31.53		배추(생 것) 26.28	파래 20.78	콩나물 31.69
		근다 31.22		무(조선무) 26.21		
				무(무말랭이) 22.22		꽃양배추 31.1

분류	식품	값	식품	값	식품	값	식품	값	식품	값	식품	값
야채			씀바귀	29.25			양파	16.92			두릅	30.87
			피망	28.83			생강	15.39			팽이버섯	30.04
			돌나물	26.95							붉은양배추	28.59
			양상추	26.81							양배추	21.4
											목이버섯 (말린 것)	19.73
											양송이버섯	19.02
과일	모과	38.13	자몽	10.81	감(곶감)	26.76	배(신고)	13.74	밤	12.6	알로에	41.56
					감(단감)	11.98						
	레몬	27.18	해바라기씨	8.88	호박 (늙은호박)	18.14	복숭아(백도)	12.46	수박	5.26	가지	34.91
					호박 (애호박)	15.58						
	금귤	20.66	은행	3.76	대추 (말린 것)	17.36					토마토	23.46
	딸기(생과)	18.81			참외	11.83					오이 (개량종)	18.67
	키위	17.89									바나나	7.51
	귤	15.27										
	사과(부사)	11										
	자두	10.92										

분류	목		화		토		금		수		상화	
과일	파인애플	10.26										
	오렌지(생과)	3.48										
	포도	0.99										
근과	참깨(검정깨)	22.19	도라지	39.86	인삼(백삼가루)	16.43			마	9.8	토란대(삶아 말린 것)	72.52
	참깨(흰깨)	21.01									토란	15.51
	땅콩(말린 것)	8.63	더덕	37.95	연근	11.32					죽순	45.03
	들깨	6.6			고구마	8.78					당근	29.51
	호두	6.31									도토리	23.7
	잣	3.03									아몬드	10.97
											감자(생 것)	5.72
육류											효모(생 것)	33.52
기타	오미자차(분말)	1.88	커피(인스턴트)	16.22	두충차(분말)	2.09	고춧가루	44.37	비지	65.76	코코아	5.27
			초콜릿	3.57	구기자차	1.44	율무차(분말)	8.83	청국장분말	22.04		
							고추장	8.2	두부	15.7		
							생강차(분말)	1.69	된장	6.2		

식이섬유(생물기준)

*생물기준으로 단위 g/100g

	목		화		토		금		수		상화	
곡물	강낭콩	18.56	수수 (도정곡)	4.74	쌀(백미, 일반)	0.96	율무	3.93	대두 (노란콩)	21.05	녹두	17.49
					쌀(백미, 찹쌀)	0.94			대두 (검정콩)	20.42		
	보리 (통보리)	17.88					쌀(현미)	2.75			조	4.8
	보리 (보리쌀)	9.93										
	팥(붉은팥)	16.68									옥수수 (찰옥수수)	4.73
	팥(회색팥)	7.78										
	밀(알곡)	10.48										
	완두콩	9.81										
	동부	7.4										
	메밀(알곡)	4.62										
야채	깻잎	3.81	고추 (풋고추)	7.76	고구마줄 기(숙건)	12.02	무 (무말랭이)	15.84	미역 (말린 것)	37.77	석이버섯 (말린 것)	52.87

야채	목		화		토		금		수		상화	
					고구마줄기 (생 것)	0	무(조선무)	2.54	미역 (생 것)	4.75		
	부추	2.51	냉이	7.05	호박잎	5.16	마늘(구근)	10.12	김	31.36	고사리 (말린 것)	38.36
							마늘 (마늘쫑)	4.95			고사리 (삶은 것)	3.42
			쑥	6.87	시금치 (하우스)	2.93	고추 (붉은고추)	7.06	다시마 (말린 것)	29.3	목이버섯 (말린 것)	18.18
					시금치 (노지)	2.87			다시마 (생 것)	3.18		
야채			씀바귀	6.6	미나리	2.29	고춧잎	6.56	청각	9.86	우엉	8.84
			취나물 (산채)	4.4			달래	4.16	콩잎	6.87	표고버섯	6.05
			케일	4.12			유채 (어린 것)	2.96	모자반	6.25	고비 (삶은 것)	4.84
			셀러리	3.96			갓	2.8	파래	3.43	머위	3.93
			파슬리	3.89			생강	2.76	톳	1.86	아욱	3.89
			근대	3.15			열무	2.1	우뭇가 사리	1.07	느타리버섯	3.88
			쑥갓	2.9			파(대파)	1.78			두릅	3.58
			상추 (재래증)	1.99			양파	1.48			콩나물	3.28
			피망	1.49			배추 (생 것)	1.13			팽이버섯	3.19

분류	식품	값	식품	값	식품	값	식품	값	식품	값	식품	값
야채			양상추	1.19							꽃양배추	3.12
			돌나물	1.1							양배추	1.84
											붉은 양배추	1.82
											양송이 버섯	1.42
과일	모과	9.88	해바라기 씨	8.45	감(곶감)	17.73	배(신고)	1.64	밤	5.06	가지	1.95
					감(단감)	1.98						
	금귤	4.48	은행	1.69	대추(말린 것)	12.37	복숭아(백도)	1.38	수박	0.33	바나나	1.68
	레몬	2.03	자몽	1.14	호박(늙은호박)	1.8					토마토	0.71
					호박(애호박)	0.86						
	키위	1.63			참외	1.13					오이(개량종)	0.7
	파인애플	1.59									알로에	0.64
	딸기(생과)	1.55										
	사과(부사)	1.5										
	자두	1.28										
	귤	1										
	오렌지(생과)	0.39										

	목		화		토		금		수		상화	
과일	포도	0.14										
근과	참깨 (검정깨)	21.34	더덕	5.88	인삼 (백삼가루)	14.56			마	2.51	도토리	13.06
	참깨(흰깨)	19.54										
	땅콩 (말린 것)	7.74	도라지	4.36	고구마	2.32					아몬드	10.63
	호두	6.04			연근	1.47					토란대 (삶아 말린 것)	5.43
											토란	2.82
	들깨	5.43									죽순	4
	잣	2.86									당근	3.16
											감자 (생 것)	1.25
육류											효모 (생 것)	11.05
기타	오미자차 (분말)	1.68	커피 (인스턴트)	14.81	두충차 (분말)	1.88	고춧가루	39.37	청국장분말	20.93	코코아	5.2
			초콜릿	3.57	구기자차	1.3	율무차 (분말)	8.47	비지	8.03		
							고추장	4.05	된장	3.1		
							생강차 (분말)	1.55	두부	2.27		

4부

비타민

비타민 A(RE)

단위 RE/100g

	목		화		토		금		수		상화	
곡물	보리순 (올보리순)	916							잠두 (말린 것)	15	옥수수 (메옥수수, 구운 것)	51
											옥수수 (메옥수수, 말린 것)	47
	보리순 (쌀보리순)	780							잠두 (생 것)	5	옥수수 (찰옥수수, 마른 것)	34
											옥수수 (단옥수수, 생 것)	26
	완두콩 (말린 것)	87									녹두 (말린 것)	12
	완두콩 (생 것)	13										
	녹색완두콩 (미숙, 생 것)	57										

곡물	동부 (생 것)	2										
야채	깻잎 (생 것)	1524	고추 (풋고추, 재래종)	1350	당귀(잎, 양액재배)	963	고추 (붉은고추, 말린 것)	4623	파래 (말린 것, 창자파래)	2877	아욱 (생 것)	1143
	깻잎 (찐 것)	1293							파래 (말린 것, 홑파래)	630		
	깻잎 (데친 것)	1149					고추 (붉은고추, 생 것)	1078	파래 (말린 것, 가시파래)	345		
					당귀 (잎, 노지재배)	712	고추 (꽈리고추)	129	파래 (말린 것, 갈파래)	129	아욱 (데친 것)	633
									파래 (납작파래, 생 것)	105		
	깻잎나물	882	참나물(생 것, 야생)	963	시금치 (생 것, 노지)	607	허브(민트)	4613	김 (구운 것)	2021	머위 (생 것)	754
			참나물 (생 것, 재배)	234	시금치 (삶은 것)	487	허브 (라벤다)	2211				
					시금치 (생 것, 하우스)	477	허브 (로즈마리)	1150	김 (마른 것)	370		

	목		화		토		금		수		상화	
야채	부추(재래종, 생 것)	516	치커리(잎, 푸른색)	893	호박잎(찐 것)	588	무(왜무, 잎)	834	모자반(말린 것)	735	솔잎	517
	부추(재래종, 데친 것)	374			호박잎(생 것)	387	무(게걸무, 잎)	810				
					호박잎(삶은 것)	269	무(알타리무, 잎)	574				
							무(조선무, 잎)	368				
							무순	173				
	산부추	502	쑥(삶은 것)	740	호박나물	390	고춧잎(생 것)	764	미역(말린 것)	555	누에동충하초	462
			쑥(생 것)	563			고춧잎(삶은 것)	165	미역(생 것, 양식산)	315		
									미역(생 것, 자연산)	308		
			곰취(생 것)	736	고구마잎	351	유채(재래종, 꽃대, 삶은 것)	517	우뭇가사리(생 것)	360	고비(생 것, 재배)	143
							유채(재래종, 꽃대, 생 것)	483			고비(생 것, 야생)	125

야채										
					유채(잎)	348				
	쑥갓(생 것)	626	미나리(생 것)	250	가시오가피순(생 것)	431	다시마(생 것)	129	아기양배추(생 것)	103
	쑥갓(삶은 것)	525	미나리(데친 것)	136	가시오가피순(데친 것)	212				
	취나물(생 것)	594	들미나리(생 것)	220	순무(잎, 삶은 것)	317			두릅(생 것)	67
	취나물(삶은 것)	339	들미나리(데친 것)	156	순무(잎, 생 것)	298			두릅(데친 것)	20
	물쑥(생 것)	569	국화(꽃잎, 말린 것)	105	달래	304			아스파라거스(생 것)	54
	파프리카(적색과)	556	고구마줄기(생 것)	10	마늘(풋마늘)	282			고사리(생 것)	41
	파프리카(주황색과)	378								
	칠면초	525			배추(생 것, 봄동)	155			양배추(생 것)	1
	파슬리	490			파(대파)	129				
					파(실파)	120				
					파(쪽파)	106				

야채	목	화		토	금	수	상화
		근대 (생 것)	477				
		근대 (삶은 것)	195				
		미역취	477				
		피망 (적색과)	389				
		피망 (녹색과)	64				
		상추 (개량증)	365				
		상추 (재래증)	269				
		갯나믈 (산채)	360				
		갓(생 것)	322				
		씀바귀 (생 것)	305				
		씀바귀 (데친 것)	266				
		케일	303				
		민들레 (생 것)	293				

분류	식품	함량	식품	함량
야채	민들레 (데친 것)	176		
	냉이	189		
	브로콜리 (생 것)	128		
	브로콜리 (삶은 것)	105		
	브로콜리 (데친 것)	80		
	고들빼기	112		
	명일엽	108		
	곤드레 (말린 것, 야생)	44		
	셀러리	35		
	엉겅퀴 (말린 것, 산채)	38		
	셀러리	35		
과일	유자(과피)	161	살구(건과)	830
	호박 (늙은호박, 삶은 것)	318	복숭아 (황도)	20
	호박 (당호박)	191	수박	28
	바나나 (말린 것)	104		

과일	목		화		토		금		수		상화	
			살구 (생과)	297	호박 (서양호박, 생 것)	140						
					호박 (서양호박, 삶은 것)	122						
					호박 (늙은 호박, 생 것)	119						
	매실	21	은행 (생 것)	15	망고	267			밤(생 것)	8	토마토 (생 것)	90
			은행 (삶은 것)	12							토마토 (삶은 것)	74
	산딸기	17	해바라기 씨 (말린 것)	3	구아바	45			수박씨 (조미한 것)	3	올리브 (생과)	55
	오렌지	15			감(단감)	23					오이 (생 것, 재래종)	30
	귤	8			호박씨(조 미한 것)	7					가지 (생 것)	5
	키위	8			무화과 (말린 것)	4						

분류	식품1	함량	식품2	함량	식품3	함량	식품4	함량	식품5	함량	식품6	함량
과일	딸기 (생 것, 개량종)	5			멜론 (머스크)	3						
	자두	5			대추 (생 것)	2						
	사과(부사)	3										
	포도(거봉)	3										
근과	호두 (말린 것)	4			고구마 (생 것)	19					당근 (생 것)	1270
											당근 (삶은 것)	1120
	들깨(가루)	3									토란대 (생 것)	12
	참깨 (검정깨, 말린 것)	3									죽순 (생 것)	3
											도토리 (생 것)	2
											아몬드 (말린 것)	1
육류	소(간, 삶은 것)	10602	닭 (심장, 날 것)	700	소고기 (수입, 갈비, 날 것)	10	장어 (칠성장어, 말린 것)	45045	불동 꼴뚜기 (삶은 것)	1900	청둥 오리알	213
							장어 (칠성장어, 생 것)	7508				

	목		화		토		금		수		상화	
육류	소(간, 날 것)	9472					장어(뱀장어, 구운 것)	1135				
							장어(뱀장어, 생 것)	1050				
							장어(꼼장어)	540				
							장어(갯장어)	540				
							장어(붕장어)	360				
	돼지(간, 날 것)	10119	메뚜기	221	토끼고기(집토끼, 날 것)	6	은어(양식산, 내장, 구운 것)	6000	성게(젓)	1097	오리알(생 것)	208
							은어(양식산, 내장, 생 것)	4400				
	돼지(간, 삶은 것)	5399					은어(자연산, 내장, 구운 것)	2000				

육류												
							은어 (자연산, 내장, 생 것)	1700				
							은어 (자연산, 구운 것)	120				
	닭(간, 날 것)	10094	참새고기	13			참다랑어 (어린 것, 말린 것)	756	소 (신장, 익힌 것)	373	거위알 (전란, 삶은 것)	174
	닭(간, 익힌 것)	4913					참다랑어 (성어, 기름육, 생 것)	270			거위알 (전란, 생 것)	173
	닭(살코기, 날 것)	47										
	거위 (간, 날 것)	9285	염소고기	3			잉어(내장)	500	송아지 (신장, 삶은 것)	201	오리 (집오리, 구운 것)	63
	송아지(간, 삶은 것)	8049					성게 (생 것)	390	큰논우렁	125	양고기 (갈비)	12
	송아지(간, 날 것)	4427										
	아귀(간)	7513					게(반게)	274	왕우렁	108		
							게(참게)	200				
	어린양고기 (간, 삶은 것)	7490					미꾸라지 (생 것)	189	돼지고기 (갈비, 구운 것)	7		

	목		화		토		금		수		상화	
육류	어린양고기(간, 날 것)	7390					미꾸라지(삶은 것)	147				
	장어(뱀장어, 간)	6000					연어(알, 생 것)	150				
	달걀(가루)	1288					대구(알)	126				
	달걀(난황, 삶은 것)	463										
	달걀(난황, 생 것)	463										
	달걀(전란, 생 것)	159										
	달걀(전란, 삶은 것)	147										
	메추라기알(전란, 생 것)	571					양미리(말린 것)	103				
	메추라기알(전란, 삶은 것)	541										

기타	녹차 (가루차)	3500	구기자차 (열매)	4880	고춧가루	3440	치즈(가공)	238
	홍차(차)	150	마가린	1700				
	버터	418			고추장 (개량식)	421		
					고추장 (전통)	408		

레티놀

단위 μg/100g

<table>
<tr><td rowspan="9">육류</td><td colspan="2">목</td><td colspan="2">화</td><td colspan="2">토</td><td colspan="2">금</td><td colspan="2">수</td><td colspan="2">상화</td></tr>
<tr><td>돼지(간, 날 것)</td><td>10119</td><td rowspan="7">닭
(심장, 날 것)</td><td rowspan="7">700</td><td>소고기(뇌, 날 것)</td><td>91</td><td>장어
(말린 것)</td><td>45045</td><td rowspan="2">소고기
(신장, 익힌 것)</td><td rowspan="2">373</td><td rowspan="7">오리알
(생 것)</td><td rowspan="7">204</td></tr>
<tr><td rowspan="6">돼지(간,
삶은 것)</td><td rowspan="6">5405</td><td>소고기
(천엽)</td><td>24</td><td>장어(칠성
장어, 생
것)</td><td>7508</td></tr>
<tr><td>소고기
(한우,
양지)</td><td>14</td><td>장어
(뱀장어,
구운 것)</td><td>1135</td><td rowspan="2">소고기
(신장,
삶은 것)</td><td rowspan="2">78</td></tr>
<tr><td>소고기
(한우,
사태)</td><td>12</td><td>장어(뱀장
어, 생 것)</td><td>1050</td></tr>
<tr><td>소고기
(한우,
안심)</td><td>10</td><td>장어
(갯장어)</td><td>540</td><td rowspan="3">소고기
(신장, 날
것)</td><td rowspan="3">48</td></tr>
<tr><td rowspan="2">소고기
(갈비, 날
것)</td><td rowspan="2"></td><td>장어
(꼼장어)</td><td>540</td></tr>
<tr><td>장어(붕장
어, 생 것)</td><td>360</td></tr>
<tr><td>닭
(간, 날
것)</td><td>10080</td><td>메추라기
고기</td><td>45</td><td>닭(모래주
머니, 구운
것)</td><td>55</td><td>은어(양식
산, 내장,
구운 것)</td><td>6000</td><td>송아지
(신장,
삶은 것)</td><td>201</td><td>거위알
(전란,
삶은 것)</td><td>171</td></tr>
</table>

육류												
	닭(영계, 삶은 것)	65					은어(양식산, 내장, 생 것)	4400				
	닭(내장)	60					은어(자연산, 내장, 구운 것)	2000				
	닭(성계)	50					은어(자연산, 내장, 생 것)	1700				
	닭(살코기, 구운 것)	47					은어(양식산, 구운 것)	480	송아지(신장, 날 것)	92	거위알(전란, 생 것)	170
					닭(모래주머니, 날 것)	20	은어(자연산, 구운 것)	120				
	닭(살코기, 날 것)	47					은어(양식산, 생 것)	55				
	닭(살코기, 삶은 것)	44					은어(자연산, 생 것)	27				
	소고기(간, 날 것)	9455	소고기(심장, 날 것)	45	토끼(집토끼, 날 것)	6	잉어(내장)	500	자라	94	오리(집오리, 구운 것)	59
			소고기(소장)	15			잉어(생 것)	11				

육류	목		화		토		금		수		상화	
	송아지(간, 삶은 것)	8049	참새고기	13			장어 (붕장어, 생 것)	360	명태 (알, 생 것)	71	바나나 (말린 것)	55
	송아지 (간, 날 것)	4427							명태 (알, 명란젓)	66		
									명태 (구운 것)	23		
									명태 (생 것)	17		
	아귀(간)	7513	염소고기	3			숭어 (알, 염건품)	350	꼴뚜기 (자건품)	70	양고기 (갈비)	12
							숭어 (구운 것)	43				
	장어 (뱀장어, 간)	6000					참다랑어 (생 것, 성어, 기름육)	270	멸치(젓)	60		
							참다랑어 (말린 것)	212				
							참다랑어 (생 것, 성어, 붉은 살)	83	멸치 (생 것)	38		

육류					
		참다랑어 (생 것, 어린 것)	12		
메추라기 알(전란, 생 것)	560	게(참게)	200	은어 (내장젓)	57
메추라기 알(전란, 삶은 것)	530				
달걀(난황, 생 것)	454	미꾸라지 (생 것)	189	새우 (젓, 추젓)	54
달걀(수란)	160				
달걀(전란, 생 것)	150	미꾸라지 (삶은 것)	140	새우 (젓, 육젓)	52
달걀(전란, 삶은 것)	144				
토종닭	21	연어 (알, 염장)	162	해삼 (내장젓)	50
		연어(알, 생 것)	150		
		대구(알)	126		
오골계	16	대구 (구운 것)	29	조기(젓)	30

육류	목		화	토	금		수		상화
	개고기	12			대구(내장)	26			
					대구 (생 것)	23			
					양미리 (말린 것)	103	아귀 (생 것)	25	
					양미리(생 것)	12			
					가다랭이 (내장젓)	90	오징어 (구운 것)	22	
							오징어 (삶은 것)	15	
					까나리 (생 것)	75	도다리	21	
					청어 (생 것)	69	큰 논우렁	15	
					청어 (말린 것)	12			
					청어(알, 생 것)	11			
					농어 (구운 것)	65	왕우렁	13	
					농어 (생 것)	36			

육류											
						홍합 (자건품)	65	돼지고기 (갈비, 구운 것)	7		
						홍합 (생 것)	30				
						병어	63	개구리 (다리)	5		
						바가사리	55				
						메기	48				
						뱅어 (생 것)	45				
						정어리 (구운 것)	45				
						정어리 (삶은 것)	38				
						정어리 (생 것)	21				
						방어 (구운 것)	42				
						방어 (생 것, 양식산, 어린 것)	28				

	목	화	토	금		수	상화
육류				방어 (생 것, 자연산, 성어)	14		
				방어 (생 것, 자연산, 어린 것)	12		
				꼬막	39		
				가재 (바다가재, 생 것)	38		
				밴댕이 (생 것)	36		
				피조개 (생 것, 양식산)	35		
				피조개 (생 것, 자연산)	33		
				향어	33		
				송어 (생 것)	26		

육류											
						도루묵 (생 것)	24				
						고등어 (생 것)	23				
						고등어 (삶은 것)	21				
						고등어 (구운 것)	20				
						임연수어 (생 것)	23				
						꽁치 (생 것)	21				
						꽁치 (구운 것)	13				
						갈치 (생 것)	20				
						연어 (생 것)	18				
						돔 (참돔, 구운 것)	17				
						돔(참돔, 삶은 것)	10				

육류	목	화	토	금		수	상화
				삼치 (구운 것)	16		
				망둥이 (생 것)	15		
				붉은 대구	15		
				가리비 (삶은 것)	15		
				소고기 (허파, 날 것)	14		
				소고기 (허파, 삶은 것)	12		
				준치	14		
				가다랭이 (생 것)	12		
				빙어 (민물, 생 것)	12		
				빙어 (바다, 생 것)	11		
				개량조개 (생 것)	12		

육류						굴 (생 것, 석굴)	12				
						굴(생 것, 참굴, 자연산)	11				
						대합 (구운 것)	12				
						대합 (삶은 것)	12				
						가물치	10				
						쏘가리 (생 것)	10				
						맛조개	10				
						바지락 (생 것, 자연산)	10				
						우럭	10				
기타				마가린	1621			치즈(가공)	199		
				버터	397						
				모유	45						
				우유 (보통우유)	26						
				캐러멜	21						

베타카로틴

단위 μg/100g

곡물	목		화	토	금	수		상화	
	보리순 (올보리순)	5511				날개콩 (미숙)	126	옥수수 (메옥수수, 구운 것)	304
								옥수수 (메옥수수, 말린 것)	283
								옥수수 (찰옥수수, 마른 것)	203
	보리순 (쌀보리순)	4678						옥수수 (단옥수수, 생 것)	156
								옥수수 (단옥수수, 찐 것)	144
								옥수수 (찰옥수수, 생 것)	52
								옥수수 (찰옥수수, 찐 것)	42

분류	식품	값	식품	값	식품	값	식품	값	식품	값	식품	값
곡물	완두콩 (말린 것)	522										
	완두콩 (생 것)	78							잠두 (말린 것)	90	녹두 (말린 것)	72
	완두콩 (삶은 것)	33										
	녹색완두콩 (미숙, 삶은 것)	360										
	녹색완두콩 (미숙, 생 것)	340										
	동부 (생 것)	11										
야채	깻잎 (생 것)	9145	파프리카 (분말)	20000	당귀 (잎, 양액재배)	5775	고추 (붉은 고추, 말린 것)	27735	김 (마른 것)	22500	아욱 (생 것)	6859
	깻잎 (찐 것)	7758	파프리카 (적색과)	3335								
	깻잎 (데친 것)	6891	파프리카 (주황색과)	2270	당귀(잎, 노지재배)	4269	고추 (붉은고추, 생 것)	6466	김 (구운 것)	12128	아욱 (데친 것)	3796
			파프리카 (황색과)	750			고추 (꽈리고추)	772				
			파프리카 (녹색과)	185								

야채	목		화		토		금		수		상화	
야채	깻잎나물	5291	고추 (풋고추, 재래종)	8100	시금치 (생 것, 노지)	3640	허브(민트)	27677	파래 (말린 것, 창자파래)	17260	머위 (생 것)	4522
			고추 (풋고츠, 개량종)	312	시금치 (삶은 것)	2920	허브 (라벤더)	13267	파래 (말린 것, 홀파래)	3780	머위 (생 것)	4522
					시금치 (생 것, 하우스)	2860	허브 (로즈마리)	6902	파래 (말린 것, 가시파래)	2070		
									파래 (말린 것, 갈파래)	774	머위 (삶은 것)	2306
									파래 (말린 것, 갈파래)	630	머위 (말린 것)	191
	부추 (재래종, 생 것)	3094	잔대 (생 것)	6900	호박잎 (찐 것)	3528	무 (왜무, 잎)	5005,	모자반 (말린 것)	4410	솔잎	3100
					호박잎 (생 것)	2322	무(게걸무, 잎)	4860,				
	부추 (재래종, 데친 것)	2242			호박잎 (삶은 것)	1616	무(알타리 무, 잎)	3443,				
							무 (조선무, 잎)	2210, 1040				

<table>
<tr>
<td rowspan="9">야채</td>
<td rowspan="6">산부추
(산채)</td>
<td rowspan="6">3010</td>
<td rowspan="2">참나물
(생 것,
산채,
야생)</td>
<td rowspan="2">5778</td>
<td rowspan="6">호박나물
(산채)</td>
<td rowspan="6">2342</td>
<td rowspan="3">고춧잎
(생 것)</td>
<td rowspan="3">4581</td>
<td>미역
(말린 것)</td>
<td>3330</td>
<td>고비
(생 것,
재배)</td>
<td>859</td>
</tr>
<tr>
<td>미역
(생 것,
양식산)</td>
<td>1890</td>
<td rowspan="2">고비
(생 것,
야생)</td>
<td rowspan="2">746</td>
</tr>
<tr>
<td>참나물(생
것, 산채,
재배)</td>
<td>1404</td>
<td>미역
(생 것,
자연산)</td>
<td>1845</td>
</tr>
<tr>
<td rowspan="3">참나물
(말린 것,
산채,
재배)</td>
<td rowspan="3">551</td>
<td rowspan="3">고춧잎
(삶은 것)</td>
<td rowspan="3">990</td>
<td>미역(튀각)</td>
<td>558</td>
<td rowspan="2">고비
(삶은 것)</td>
<td rowspan="2">400</td>
</tr>
<tr>
<td>미역(줄기,
생 것)</td>
<td>360</td>
</tr>
<tr>
<td>미역(줄기,
삶은 것)</td>
<td>160</td>
<td>고비
(말린 것)</td>
<td>134</td>
</tr>
<tr>
<td rowspan="3"></td>
<td rowspan="3"></td>
<td rowspan="3">치커리
(잎,
푸른색)</td>
<td rowspan="3">5356</td>
<td rowspan="3">고구마잎</td>
<td rowspan="3">2107</td>
<td>유채
(재래종,
꽃대,
삶은 것)</td>
<td>3100</td>
<td rowspan="3">우뭇가사리
(생 것)</td>
<td rowspan="3">2160</td>
<td rowspan="3">아기양배추
(생 것)</td>
<td rowspan="3">616</td>
</tr>
<tr>
<td>유채(재래
종, 꽃대,
생 것)</td>
<td>2900</td>
</tr>
<tr>
<td>유채
(서양종,
줄기와 잎,
삶은 것)</td>
<td>2700</td>
</tr>
</table>

야채	목		화		토		금		수		상화	
야채							유채 (서양종, 줄기와 잎, 생 것)	2600			아기양배추 (삶은 것)	330
							유채(잎)	2090				
							유채 (어린 것, 동채)	659				
			홑잎나물 (생 것)	4775	미나리 (생 것)	1499	가시오가피순 (생 것)	2588,	다시마 (생 것)	774	두릅 (생 것)	403
			홑잎나물 (삶은 것)	4421	미나리 (데친 것)	818	가시오가피순 (데친 것)	1274	다시마 (말린 것)	576		
									다시마 (튀각)	512	두릅 (데친 것)	122
			곰취 (산차, 생 것)	4415	들미나리 (생 것)	1320	김치 (갓김치)	2342	톳(생 것)	378	고비 (삶은 것)	400
					들미나리 (데친 것)	935	김치 (열무김치)	2250				
							김치 (파김치)	2109				
			쑥갓 (생 것)	3755	국화꽃잎 (말린 것)	630	갓(생 것)	1934	뜸부기	324	아스파라거스 거스 (삶은 것)	324
			쑥갓 (삶은 것)	3150	국화꽃잎 (생 것)	90						

야채												
					국화꽃잎 (삶은 것)	70	갓(돌산갓)	1289			아스파라거스 거스 (생 것)	321
			떡취(산채)	3686	둥글레 (산채, 생 것)	110	순무 (잎, 삶은 것)	1900	청각 (생 것)	270	고사리 (생 것)	243,
							순무 (잎, 생 것)	1788			고사리 (말린 것)	194
											고사리 (삶은 것)	41
			취나물 (산채, 생 것)	3564	고구마줄기(생 것)	61	달래	1823				
			취나물 (산채, 삶은 것)	2032	고구마줄기 (삶은 것)	54						
			취나물 (산채, 말린 것)	197								
			물쑥 (생 것)	3411			마늘 (풋마늘)	1690				
							마늘 (마늘쫑)	281				
			쑥(생 것)	3375			배추 (생 것, 봄동)	928				

야채	목		화		토		금		수		상화	
야채			쑥 (삶은 것)	2820			배추 (생 것, 얼갈이)	364				
			파슬리	2941			파(대파)	775				
							파(실파)	720				
							파(쪽파)	638				
			미역취 (산채)	2859			무시래기 (삶은 것)	505				
			근대 (생 것)	2682			열무 (생 것)	282				
			근대 (삶은 것)	1170								
			피망 (적색과)	2336			고추냉이 (잎)	114				
			피망 (녹색과)	383			고추냉이 (줄기)	18				
							고추냉이 (뿌리)	16				
			상추 (개량종)	2191								
			상추 (재래종)	1612								
			씀바귀 (생 것)	1832								

야채				
			씀바귀 (데친 것)	1593
			케일	1817
			민들레 (생 것)	1760
			민들레 (데친 것)	1058
			냉이	1136
			브로콜리 (생 것)	766
			브로콜리 (삶은 것)	630
			브로콜리 데친 것)	480
			고들빼기	670
			명일엽	646
			곰취 (산채, 말린 것, 재배)	551
			곰취(산채, 말린 것, 야생)	500
			곤드레(산 채, 말린 것, 재배)	262

분류	목		화		토		금		수		상화	
야채			곤드레(산채, 말린 것, 야생)	226								
			엉겅퀴(말린 것, 산채, 생건)	226								
			엉겅퀴(말린 것, 산채, 숙건)	207								
			셀러리	210								
과일	유자(생 것, 과피)	964	살구(말린 것)	5000	호박(늙은 호박, 삶은 것)	1908	복숭아(황도)	120	수박(생 것, 적육질)	165	토마토(생 것)	542
			살구(생 것)	1784	호박(애호박, 고지)	1386						
					호박(당호박)	1145						
	자두(일본자두)	880	은행(생 것)	92	망고	1600			밤(구운 것)	46	올리브(생 것)	330
			은행(삶은 것)	72					밤(생 것)	45		
									밤(삶은 것)	42		

과일	매실	123	해바라기씨(말린 것)	17	호박(서양호박, 생 것)	840			수박씨(조미)	16	바나나(말린 것)	291
			해바라기씨(조미)	15								
	산딸기	101			호박(서양호박, 삶은 것)	729					오이(재래종, 생 것)	181
	오렌지	90			호박(늙은 호박, 생 것)	712					가지(생 것)	32
											가지(삶은 것)	15
	귤	49			호박(늙은 호박, 고지)	296						
	키위	46			구아바	270						
	딸기(생 것, 개량종)	30			감(곶감)	187						
					감(단감)	139						
	사과(부사)	19			호박(애호박, 삶은 것)	156						
	포도(거봉)	15			호박(애호박, 생 것)	149						
					호박씨(조미)	43						

	목		화		토		금		수		상화	
과일					호박씨 (말린 것)	32						
					무화과 (말린 것)	25						
					멜론 (머스크)	18						
					대추 (생 것)	13						
					연씨(조미)	12						
근과	피스타치 오넛 (조미)	144			고구마 (생 것)	113					당근 (생 것)	7620
					고구마 (찐 것)	102					당근 (삶은 것)	6720
	호두 (볶은 것)	23									토란대 (생 것)	74
	호두 (말린 것)	22										
	들깨(가루)	16									죽순 (말린 것)	20
	참깨 (검정깨, 말린 것)	15									도토리 (생 것)	13

근과	참깨 (흰깨, 말린 것)	13										
	참깨 (검정깨, 볶은 것)	12										
											아몬드 (말린 것)	8
육류	소 (간, 날 것)	99			소고기 (갈비, 날 것)	3	게(반게)	1642	꼴뚜기 (젓, 양념)	891	오리알 (생 것)	22
							게(영덕게, 생 것)	9				
	닭고기 (간, 날 것)	81					가리비 (삶은 것)	230	새우 (민물생우, 토하젓)	823		
	메추라기알(전란, 생 것, 삶은 것)	66					홍합 (자건품)	125	큰논우렁	658		
	달걀 (난황, 생 것, 삶은 것)	54					굴(생 것, 참굴, 자연산)	95	성게 (알, 젓)	636		
	달걀 (전란, 생 것, 삶은 것)	18										

육류	목	화	토	금		수		상화
				피조개 (양식산, 생 것)	75	왕우렁	568	
				맛조개	68	오징어 (젓, 양념)	467	
				맛살 (생 것)	66	소라 (생 것)	180	
				보리새우 (삶은 것, 양식산)	56	보말고둥 (구운 것)	150	
				꼬막	55	해삼 (내장젓)	59	
				대합 (삶은 것)	50	나팔고둥	42	
				재첩	45			
				미꾸라지 (삶은 것)	40			
				우럭	36			
				바지락 (생 것, 양식산)	30			

기타			녹차 (가루차)	21000	마가린	475	고춧가루	20640	치즈(가공)	235	송화가루	128
			홍차(차)	900	버터	123	고추장 (개량식)	2528	두부 (동두부, 냉동건조)	12		
							고추장 (전통 고추장)	2445				
			초콜릿 (밀크)	30			후추 (검은색)	132				

비타민 B1(티아민)

단위 mg/100g

	목		화		토		금		수		상화	
곡물	보리 (볶은보리)	2.42	수수 (알곡)	0.32	백미 (성분 강화)	125	쌀 (현미, 밭벼)	0.54	노란콩 (말린것,중 국산)	0.68	조(알곡)	0.4
	보리 (겉보리, 통보리)	0.31							노란콩 (말린것, 국내산)	0.53		
	밀(배아)	2.1			기장 (알곡)	0.4	현미 (멥쌀, 일반)	0.23	잠두 (생것)	0.56	녹두 (말린것)	0.4
									잠두 (말린것)	0.5		
	동부 (말린것)	0.68			피(알곡)	0.4	율무	0.17	작두콩	0.54	옥수수 (찰옥수수, 생것)	0.25
	메밀(가루)	0.59							대두 (흑태)	0.36	차조	0.24
	완두콩 (생것)	0.59							서리태	0.34		
	팥 (붉은팥, 말린것, 국내산)	0.54							쥐눈이콩	0.18		

분류	식품	함량	식품	함량	식품	함량	식품	함량	식품	함량	식품	함량
곡물	팥 (검정팥)	0.5										
	강낭콩 (생것)	0.48										
야채	깻잎나물	0.11	삼백초 (잎)	3.51	국화꽃잎 (말린것)	0.74	고추냉이 (분말)	0.7	김 (마른것)	1.2	큰느타리 버섯 (분말)	0.96
	부추(생것)	0.11	엉겅퀴 (말린것,산 채, 생건)	0.63	둥굴레 (말린것)	0.46	허브 (라벤다)	0.62	파래 (말린것)	0.4	싸리버섯 (말린것)	0.76
	깻잎(생것)	0.09	파프리카 (분말)	0.52	호박잎 (생것)	0.21	마늘 (구근, 말린것, 열풍건조)	0.52 마늘 (구근, 생것, 국내산) 0.21	미역 (말린것)	0.26	표고버섯 (말린것,신 갈나무)	0.7
			영지버섯 (말린것)	0.47	고구마줄기 (말린것)	0.18	허브 (민트)	0.5	다시마 (말린것)	0.22	솔잎	0.7
			곰취 (말린것,야 생)	0.3	들미나리 (생것)	0.15	고추 (붉은고추, 말린것)	0.3	모자반 (말린것)	0.21	검은비늘 버섯 (말린것)	0.57

	목		화		토		금		수		상화	
야채			냉이	0.18	시금치 (생것, 노지)	0.12	가시 오가피순 (데친것)	0.18	곰피 (말린것)	0.18	느타리버섯 (말린것)	0.5
			파슬리	0.17	미나리 (생것)	0.06	갓(생것)	0.17	청태	0.06	상황버섯 (말린것)	0.27
			씀바귀 (생것)	0.16			달래	0.09	우뭇가사리 (생것)	0.04	팽이버섯 (생것)	0.24
			케을	0.14			파(대파)	0.06	톳(생것)	0.01	목이버섯 (말린것)	0.22
			명일엽	0.12			배추 (생것)	0.05			송이버섯 (생것)	0.15
			브로콜리 (생것)	0.12			양파 (생것, 국내산)	0.04			콩나물 (생것)	0.14
			쑥(생것)	0.12			무 (조선무)	0.03			고사리 (말린것)	0.11
			쑥갓 (삶은것)	0.12			생강 (국내산)	0.03			아욱 (생것)	0.11
			상추 (개량종)	0.07							우엉 (삶은것)	0.06
			근대 (생것)	0.06							양배추 (생것)	0.04
			피망 (적색과)	0.06								

야채	취나물(생것)	0.04										
	셀러리	0.02										
과일	귤(조생)	0.13	해바라기씨(말린것)	2.1	호박씨(말린것)	0.32	배(국내, 신고)	0.02	밤(말린것)	0.32	오디(흑과, 재래종)	1.47
											오디(흑과, 개량종)	1.3
	오렌지	0.11	은행(생것)	0.4	대추(건과)	0.13	복숭아(백도)	0.02	수박씨(말린것)	0.32	가지(말린것)	0.33
	파인애플	0.11	자몽	0.07	무화과(말린것)	0.12			수박	0.06	오이(생것, 개량종)	0.04
	유자	0.1	살구(생것)	0.03	호박(애호박,생것)	0.11					토마토(생것)	0.04
	레몬(생것)	0.05			멜론(머스크)	0.08					바나나(말린것)	0.04
	딸기(생것, 개량종)	0.04			구아바	0.04					올리브	0.02
	포도(캠벌)	0.04			망고	0.04						
	매실(생것)	0.03			단감	0.03						
	사과(홍옥)	0.03			참외	0.03						

분류	식품(목)	목	화		토		금		수		상화	
과일	석류	0.03										
	모과	0.02										
	산딸기	0.02										
	앵두	0.02										
	자두	0.02										
근과	땅콩(말린것, 중립종)	2.04	더덕(분말)	0.26	인삼(홍삼, 추출액)	0.91			마(단마)	0.12	도토리(도토리국수)	0.87
	땅콩(말린것, 소립종)	1.54										
	땅콩(말린것, 대립종)	0.8			인삼(홍삼, 뿌리)	0.5						
	피스타치오넛(말린것)	0.87	도라지(말린것)	0.1	칡뿌리	0.12					아몬드(말린것)	0.24
	참깨(검정깨, 말린것)	0.65			연근(생것)	0.11					죽순(생것)	0.16
	참깨(흰깨, 말린것)	0.56										

분류	식품	함량	식품	함량	식품	함량	식품	함량	식품	함량	식품	함량
근과	참깨 (흰깨, 볶은것)	0.55										
	잣(말린것)	0.56			고구마 (생것)	0.06					감자 (생것)	0.11
	들깨 (말린것)	0.42									토란대 (말린것)	0.1
											토란 (생것)	0.08
	호두 (볶은것)	0.26									당근 (생것)	0.06
육류	거위 (간,날것)	0.56	돼지고기 (심장, 삶은것)	0.56	소고기 (갈비, 구운것)	0.07	장어 (칠성장어, 말린것)	1	돼지고기 (신장, 날것)	2.4	효모 (건조)	2.3
							장어 (칠성장어, 생것)	0.85	돼지고기 (안심, 구운것)(삼겹살)	1.36		
							장어 (뱀장어,생것)	0.66		0.68	효모 (생것)	0.7

분류	목		화		토		금		수		상화	
육류	장어 (뱀장어, 간)	0.5	송아지 (심줄, 날것)	0.52	토끼고기 (산토끼)	0.07	대구(알)	0.66	된장 (가루된장)	2.13	오리고기 (산오리)	0.21
	닭고기 (살코기, 날것)	0.2	참새고기	0.35			굴 (통조림)	0.65	명태 (황태, 알,생것)	1	양고기 (살코기)	0.15
	개고기	0.12	칠면조 (살코기,익힌것)	0.16			연어 (알,생것)	0.61	자라	0.91		
			염소고기	0.07			민어 (알,염장)	0.58	전복 (말린것)	0.56		
기타	결명자차 (열매)	0.9	녹차 (가루차)	1.47	엿기름	2.13	계피차 (분말)	1.49			상지차	1.27
	깨소금	0.51	치커리차 (말린것)	1.43	구기자차 (열매)	0.82	겨자 (분말)	0.52			로얄젤리	0.26
					탈지분유	0.5						

비타민 B2(리보플라빈)

단위 mg/100g

	목		화		토		금		수		상화	
곡물	밀(배아)	0.6	수수(알곡)	0.11	쌀 (영양강화)	5	현미 (멥쌀, 일반)	0.08	노란콩 (말린 것, 중국산)	0.63	옥수수 (찰옥수수, 말린 것)	0.15
	귀리 (도정곡, 쌀귀리)	0.46			기장(알곡)	0.1	율무	0.03	콩가루 (볶은 것)	0.6	녹두 (말린 것)	0.14
	동부 (생 것)	0.41			피(알곡)	0.1			쥐눈이콩	0.59	차조	0.11
	강낭콩 (삶은 것)	0.31							잠두 (생 것)	0.33	조(알곡)	0.1
	완두콩(말 린 것)	0.25							서리태	0.22		
	팥(검정팥)	0.15										
	메밀(가루)	0.13										
	보리 (겉보리, 통보리)	0.1										
야채	깻잎 (찐 것)	0.57	영지버섯 (말린 것)	3.1	둥글레 (산채, 말린 것)	1.41	허브(민트)	1.96	김 (마른 것)	2.95	머위 (말린 것)	3.17

	목		화		토		금		수		상화	
야채	깻잎 (생 것)	0.45					허브 (라벤다)	1.52				
							허브 (로즈마리)	1.37				
	깨나물 (깻잎나물)	0.3	상황버섯 (말린 것)	2.68	국화꽃잎 (말린 것)	0.9	고추 (붉은고추, 말린 것)	1.1	미역 (말린 것)	1	큰느타리 버섯(분말)	2.82
	부추(재래 종, 생 것)	0.18	파프리카 (분말)	1.78	시금치 (생 것, 노지)	0.34	마늘(구근, 말린 것, 열풍건조)	0.63	모자반 (말린 것)	0.61	검은비늘 버섯 (말린 것)	1.83
			엉겅퀴 (말린 것, 산채 생건	1.6	고구마줄 기 (말린 것)	0.22	가시오가 피순 (생 것)	0.49	파래 (말린 것)	0.52	잣버섯 (말린 것)	1.69
			삼백초(잎)	1.49	들미나리 (생 것)	0.16	무 (게걸무, 잎)	0.34	다시마 (말린 것)	0.45	표고버섯 (참나무, 말린 것, 생건)	1.57
			삼백츠 (줄기	0.42			무(조선무)	0.02			표고버섯 (신갈나무, 말린 것)	1.56
			파슬리 (말린 것)	1.23	미나리 (데친 것)	0.16	순무(잎, 생 것)	0.33	우뭇가사 리(생 것)	0.43		

야채			얼레지 (뿌리, 말린 것, 산채)	0.6			고춧잎 (생 것)	0.32	청태	0.3	버들송이 버섯(말린 것, 갓)	1.47
											버들송이 버섯(말린 것, 줄기)	1.25
											버들송이버 섯(생 것)	0.74
			칠면초	0.35			유채 (재래종, 잎)	0.3	콩잎	0.16	뽕나무버섯 (자연산, 말린 것, 갓)	1.47
											뽕나무버섯 (자연산, 말린 것, 줄기)	1.27
			고추 (풋고추, 재래종)	0.34			갓(생 것)	0.16			싸리버섯 (말린 것)	1.18
											싸리버섯 (생 것)	0.43
			냉이	0.32			달래	0.14			느타리버섯 (말린 것)	0.8
											느타리버섯 (생 것)	0.32

야채	목		화		토		금		수		상화	
			민들레 (생 것)	0.32			파(대파)	0.09			목이버섯 (말린 것)	0.75
			쑥(생 것)	0.32			배추 (생 것)	0.06			큰양송이 버섯 (생 것)	0.57
			참나믈 (산채, 생 것, 야생)	0.32			생강 (국내산)	0.04			양송이버섯 (생 것)	0.53
			씀바귀 (생 것)	0.31			양파 (생 것, 국내산)	0.01			민가닥버섯 (생 것)	0.52
			쑥갓 (삶은 것)	0.3							고사리 (말린 것)	0.51
			브로콜리 (생 것)	0.26							잎새버섯 (생 것)	0.49
			케일	0.25							송이버섯 (생 것)	0.48
			명일엽	0.23							우뭇가사리 (생 것)	0.43
			근다 (생 것)	0.14							고비(말린 것, 생건)	0.43
			상추 (재래종)	0.13							팽이버섯 (생 것)	0.34
			고들빼기	0.12							아욱 (생 것)	0.19
			곰추	0.12							콩나물	0.11

야채			(생 것)								(생 것)	
			취나물 (생 것)	0.1							우엉 (생 것)	0.06
			피망 (적색과)	0.09							양배추 (생 것)	0.03
			셀러리	0.02								
과일	귤	0.06	은행 (삶은 것)	0.05	감(조청)	0.79	복숭아 (천도)	0.02	수박씨 (말린 것)	0.41	가지 (말린 것)	0.28
	딸기 (개량종)	0.04	자몽	0.03	호박씨 (조미한 것)	0.19	배(신고)	0.01	밤 (말린 것)	0.38	올리브	0.11
	유자	0.04	살구 (말린 것)	0.03	호박 (애호박, 생 것)	0.08			수박	0.02	바나나	0.06
	산딸기	0.03	해바라기씨 (말린 것)	0.24	대추 (말린 것)	0.06					오이 (생 것, 재래종)	0.03
	석류	0.03			망고	0.06					토마토 (생 것)	0.01
	레몬	0.02			구아바	0.05						
	매실	0.02			무화과 (말린 것)	0.05						
	앵두	0.02			멜론 (머스크)	0.03						
	오렌지	0.02			참외	0.01						

	목		화		토		금		수		상화	
과일	자두	0.02										
	키위	0.02										
	포도(캠벌)	0.02										
	모과	0.01										
	사과	0.01										
	파인애플	0.01										
근과	들깨(가루)	0.5	더덕(분말)	0.38	인삼(홍삼, 추출액)	0.73			마(산마)	0.02	아몬드 (조미)	1.03
					인삼(홍삼, 뿌리)	0.61						
					인삼(백삼)	0.5						
	참깨(흰깨, 볶은 것)	0.22	도라지 (말린 것)	0.36	고구마 (생 것)	0.05					죽순 (말린 것)	0.14
	잣 (말린 것)	0.18			칡뿌리	0.04					도토리 (생 것)	0.06
	호두 (볶은 것)	0.15			연근 (생 것)	0.01					당근 (생 것)	0.05
	땅콩 (말린 것, 대립종)	0.13									토란 (생 것)	0.03
											토란대 (말린 것)	0.01
육류	거위 (간, 튀긴 것)	4.36	메뚜기	5.6	송아지 (살코기, 삶은 것)	0.34	장어 (칠성장어, 말린 것)	6	소 (신장, 익힌 것)	4.06	효모(건조)	4.7

<table>
<tr>
<td rowspan="9">육류</td>
<td rowspan="2"></td>
<td rowspan="2"></td>
<td rowspan="2"></td>
<td rowspan="2"></td>
<td rowspan="9"></td>
<td rowspan="9"></td>
<td>장어
(칠성장어,
생 것)</td>
<td>6</td>
<td rowspan="2"></td>
<td rowspan="2"></td>
<td rowspan="2">효모
(생 것)</td>
<td rowspan="2">1.5</td>
</tr>
<tr>
<td>장어(뱀장
어, 생 것)</td>
<td>0.48</td>
</tr>
<tr>
<td>어린양고기
(간,
삶은 것)</td>
<td>4.03</td>
<td>칠면조
(익힌 것)</td>
<td>2.09</td>
<td>은어
(자연산,
내장,
구운 것)</td>
<td>1</td>
<td>송아지
(신장,
삶은 것)</td>
<td>1.99</td>
<td>번데기
(통조림)</td>
<td>0.8</td>
</tr>
<tr>
<td rowspan="2">소(간,
삶은 것)</td>
<td rowspan="2">4.1</td>
<td rowspan="2">돼지
(심장,
삶은 것)</td>
<td rowspan="2">1.7</td>
<td rowspan="2">숭어(알,
염건품)</td>
<td rowspan="2">0.93</td>
<td>돼지(신장,
삶은 것)</td>
<td>1.59</td>
<td>거위알
(전란,
생 것)</td>
<td>0.48</td>
</tr>
<tr>
<td>돼지
(삼겹살)</td>
<td>0.3</td>
<td>거위알
(전란,
삶은 것)</td>
<td>0.32</td>
</tr>
<tr>
<td rowspan="2">돼지(간,
삶은 것)</td>
<td rowspan="2">2.2</td>
<td>소(심장,
익힌 것)</td>
<td>1.54,</td>
<td>미꾸라지
(생 것)</td>
<td>0.65</td>
<td rowspan="2">금</td>
<td rowspan="2">0.7</td>
<td rowspan="2">오리알
(생 것)</td>
<td rowspan="2">0.4</td>
</tr>
<tr>
<td>소(혀,
익힌 것)</td>
<td>0.35</td>
<td>미꾸라지
(삶은 것)</td>
<td>0.6</td>
</tr>
<tr>
<td rowspan="2">송아지(간,
삶은 것)</td>
<td rowspan="2">1.94</td>
<td rowspan="2">송아지
(심장,
삶은 것)</td>
<td rowspan="2">0.93</td>
<td>고등어
(반건품)</td>
<td>0.59</td>
<td rowspan="2">사슴고기
(구운 것)</td>
<td rowspan="2">0.6</td>
<td rowspan="2">거위
(살코기,
구운 것)</td>
<td rowspan="2">0.39</td>
</tr>
<tr>
<td>고등어
(생 것)</td>
<td>0.46</td>
</tr>
</table>

육류	목		화		토		금		수		상화	
			송아지 (혀, 삶은 것)	0.35			고등어 (구운 것)	0.32				
	달걀(가루)	1.2	참새고기	0.39			게(영덕게, 삶은 것)	0.57	게(알, 젓)	0.5	양고기 (다리)	0.33
							게(반게)	0.31				
	메추라기알 (전란, 생 것)	0.7					잉어(내장)	0.54	꼴뚜기 (자건품)	0.48	오리 (집오리, 날 것)	0.31
	메추라기알 (전란, 삶은 것)	0.67										
	장어 (뱀장어, 간)	0.6					홍합 (자건품)	0.52	오징어 (튀긴 것)	0.46		
							홍합 (생 것)	0.33				
							청어 (말린 것)	0.5	해삼 (내장젓)	0.46		
	메추라기 고기	0.5					맛살 (생 것)	0.49	조기(젓)	0.44		
	닭고기 (다리, 구운 것)	0.43 0.42 0.33 0.32					민어 (말린 것)	0.45	자라	0.41		

육류												
육류	(다리, 삶은 것)											
	(날개, 날 것)											
	아귀(간)	0.32					양미리 (말린 것)	0.43	큰논우렁	0.39		
							성게 (생 것)	0.4	논우렁이	0.34		
							바닷가재 (생 것)	0.39				
							빙어 (구운 것)	0.39				
							연어 (알, 염장)	0.37				
							정어리 (생 것)	0.35				
							정어리 (말린 것)	0.3				
							삼치 (구운 것)	0.34				
							새우(대하, 말린 것)	0.34				
							가리비 (생 것)	0.33				

	목		화		토		금		수		상화	
육류							굴(참굴, 생 것, 자연산)	0.33				
							돼지(허파, 삶은 것)	0.32				
							참다랑어 (구운 것)	0.31				
기타	결명자차 (열매)	0.8	치커리차 (말린 것)	3.23	탈지분유	1.75	고춧가루	1.25	된장 (가루된장)	0.6	감잎차 (분말)	0.6
	땅콩버터	0.39	녹차 (가루차)	1.68	전지분유	1.2	칠리분말	0.84	청국장 (일본식)	0.56	코코아 (우유 코코아)	0.42
			우롱차 (분말)	0.86	구기자차 (열매)	0.34	계피차 (분말)	0.37	치즈 (자연산, 파마산)	0.39	로열 젤리	0.31
			홍차(차)	0.8					치즈(가공)	0.3		

비타민 B3(나이아신)

단위 mg/100g

	목		화		토		금		수		상화	
곡물	밀(배아)(통밀)	7, 5	수수(도정곡)	3	기장(알곡)	4	찹쌀(현미)	6	잠두(생 것)	2.8	조(알곡)	4.5
	보리(가루)	5.8										
	보리(겉보리, 통보리)	5.5			피(알곡)	4	현미(멥쌀, 일반)	3.6	대두(흑태)	2.3	차조	4.3
	메밀(가루)	4.6					율무	3.3	서리태	1.9	찰옥수수(생 것)	2.6
	동부(말린 것)	2.7							쥐눈이콩	1.2	녹두(말린 것)	2
	귀리(도정곡, 쌀귀리)	2.2										
	강낭콩(말린 것)	1.9										
	완두콩(생 것)	1.9										
	팥(붉은팥, 말린 것, 국내산)	3.3										

<table>
<thead>
<tr><th rowspan="2"></th><th colspan="2">목</th><th colspan="2">화</th><th colspan="2">토</th><th colspan="2">금</th><th colspan="2">수</th><th colspan="2">상화</th></tr>
</thead>
<tbody>
<tr>
<td rowspan="4">야채</td>
<td rowspan="2">깻잎나물</td><td rowspan="2">1</td>
<td rowspan="2">파슬리
(말린 것)</td><td rowspan="2">7.9</td>
<td rowspan="2">고구마
줄기
(말린 것)</td><td rowspan="2">2.9</td>
<td>고추
(붉은고추,
말린 것)</td><td>12.5</td>
<td rowspan="2">다시마
(조림)</td><td rowspan="2">20</td>
<td>싸리버섯
(생 것)</td><td>46.3</td>
</tr>
<tr>
<td>고추
(장아찌)</td><td>5.3</td>
<td>싸리버섯
(말린 것)</td><td>29.4</td>
</tr>
<tr>
<td rowspan="2">깻잎
(생 것)</td><td rowspan="2">0.9</td>
<td rowspan="2">취나물
(말린 것)</td><td rowspan="2">3.8</td>
<td rowspan="2">미나리
(생 것)</td><td rowspan="2">1.5</td>
<td>무
(왜무,
무청)</td><td>7.6</td>
<td rowspan="2">파래
(말린 것,
갈파래)</td><td rowspan="2">11.4</td>
<td rowspan="2">밤버섯
(생 것)</td><td rowspan="2">38.4</td>
</tr>
<tr>
<td>무(조선무)</td><td>0.4</td>
</tr>
<tr>
<td rowspan="3">야채</td>
<td rowspan="3">부추
(재래종,
생 것)</td><td rowspan="3">0.8</td>
<td rowspan="3">영지버섯
(말린 것)</td><td rowspan="3">3.2</td>
<td rowspan="3">둥굴레
(말린 것)</td><td rowspan="3">1.4</td>
<td rowspan="3">생강(분말)</td><td rowspan="3">7</td>
<td rowspan="3">김
(마른 것)</td><td rowspan="3">10.4</td>
<td>버들
송이버섯
(말린 것,
갓)</td><td>20.3</td>
</tr>
<tr>
<td>버들
송이버섯
(말린 것,
줄기)</td><td>16.9</td>
</tr>
<tr>
<td>버들
송이버섯
(생 것)</td><td>5</td>
</tr>
<tr>
<td rowspan="3">야채</td>
<td rowspan="3"></td><td rowspan="3"></td>
<td rowspan="3">엉겅퀴
(말린 것,
생 것)</td><td rowspan="3">2.7</td>
<td rowspan="3">들미나리
(생 것)</td><td rowspan="3">0.6</td>
<td>허브(민트)</td><td>6.7</td>
<td rowspan="3">파래
(말린 것)</td><td rowspan="3">10</td>
<td rowspan="2">표고버섯
(참나무,
말린 것,
생건)</td><td rowspan="2">19</td>
</tr>
<tr>
<td>허브
(라벤더)</td><td>5.8</td>
</tr>
<tr>
<td>허브
(로즈마리)</td><td>5.3</td>
<td>표고버섯
(신갈나무,
말린 것)</td><td>9.8</td>
</tr>
</tbody>
</table>

야채										
	쓴바귀 (생 것)	1.6	시금치 (생 것)	0.5	고춧잎 (생 것)	2.3	청태	8	뽕나무 버섯 (자연산, 말린 것, 갓)	18.2
									뽕나무 버섯 (인공재배, 말린 것, 갓)	13.4
									뽕나무 버섯 (인공재배, 말린 것, 줄기)	7
									뽕나무 버섯 (자연산, 말린 것, 줄기)	5.7
	파슬리	1.4			가시오가 피순 (생 것)	1.6	파래 (말린 것, 창자파래)	7.3	큰느타리 버섯 (분말)	15.8
	냉이	1.3			달래	1	콩잎	3.9	검은비늘 버섯 (말린 것)	12.5

	목		화		토		금		수	상화	
야채			케일	1.3			생강 (국내산)	1		잣버섯 (말린 것)	11.6
			브로콜리 (생 것)	1.1			순무뿌리	0.8		느타리 버섯 (말린 것)	10
										느타리 버섯 (생 것)	5.2
			피망 (적색과)	1.1			파(대파)	0.6		고비 (말린 것, 생 것)	8.8
			명일엽	1			마늘(구근, 생 것, 국내산)	0.5		고사리 (말린 것)	7.4
			쑥(생 것)	0.8			갓(생 것)	0.3		팽이버섯 (데친 것)	5.4
										팽이버섯 (생 것)	5.2
			참나물 (생 것, 야생)	0.8			배추 (생 것)	0.3		상황버섯 (말린 것)	5.2
			고들빠기	0.7			양파 (생 것)	0.1		송이버섯 (생 것)	4.7
			근다 (생 것)	0.6						목이버섯 (말린 것)	4.6

분류												
야채			상추	0.4							양송이버섯 (생 것)	4
			쑥갓 (삶은 것)	0.4							아욱 (생 것)	0.9
			셀러리	0.3							콩나물 (생 것)	0.6
			파프리카 (적색과)	0.3							우엉 (생 것)	0.5
											양배추 (생 것)	0.3
과일	레몬	0.7	파프리카 (분말)	12.5	호박 (애호박 고지)	6	복숭아 (황도)	0.6	밤(통조림)	8	가지 (말린 것)	9.8
									밤 (말린 것)	1.2		
	귤	0.5	해바라기씨 (조미)	8.2	으름	5.7	배(신고)	0.1	수박씨 (말린 것)	0.8	올리브 (말린 것)	3.2
			해바라기씨 (볶은 것)	7								
			해바라기씨 (말린 것)	6.8								
	앵두	0.5	살구 (말린 것)	3.5	호박씨 (말린 것)	4.9			수박	0.2	바나나 (말린 것)	1.1
	포도(캠벌)	0.5	은행 (생 것)	1.6	대추 (말린 것)	1.1					토마토 (생 것)	0.6

	목		화		토		금	수		상화	
과일	딸기 (생 것, 개량종)	0.4	자몽	0.3	구아바	1				오이 (생 것, 개량종)	0.3
	매실	0.4			무화과 (말린 것)	1					
	산딸기	0.4			참외	1					
	자두	0.4			고구마 (말린 것)	0.9					
	모과	0.3			멜론 (머스크)	0.8					
	석류	0.3			망고	0.7					
	오렌지	0.3			감(단감)	0.3					
	키위	0.3									
	유자	0.2									
	파인애플	0.2									
	사과	0.1									
근과	땅콩 (말린 것, 대립종)	18.1	도라지 (말린 것)	7.8	칡뿌리	0.7		마(산마)	0.4	아몬드 (말린 것)	3.5
	땅콩(가루)	17									

근과								
땅콩 (볶은 것)	16.7							
땅콩 (말린 것, 중립종)	16.5							
땅콩 (말린 것, 소립종)	15.6							
땅콩 (삶은 것)	5.3							
들깨 (말린 것)	7.6	더덕 (생 것)	0.5	연근 (삶은 것)	0.4		토란대 (말린 것, 생 것)	3
							토란 (생 것)	0.5
개암 (말린 것)	7						죽순 (말린 것)	1.3
참깨(흰깨, 말린 것)	5.4							
참깨(흰깨, 볶은 것)	5.2							
참깨 (검정깨, 말린 것)	5.1						감자 (생 것)	1
참깨 (검정깨, 볶은 것)	5							

	목		화		토		금		수		상화	
근과	잣 (말린 것)	3.6									도토리 (생 것)	0.8
	호두 (말린 것)	1.1									당근 (생 것)	0.8
											코코넛 (말린 것)	0.6
육류	거위 (간, 튀긴 것)	22.3	칠면즈 고기 (살코기, 익힌 것)	14.3,	소고기 (육포)	19.6	가다랭이 (반건품)	35	돼지 (신장, 날 것)	51.4	효모 (건조)	35
					소고기 (양지, 날 것)	5.5						
					소고기 (한우, 등심)	5.4			돼지 (등심, 날 것)	7.4		
					소고기 (한우, 우둔)	5.3						
			칠면조 고기 (살코기, 구운 것)	5.4	소고기 (사태, 익힌 것)	5.3	가다랭이 (생 것)	15.3	돼지 (갈비, 날 것)	6.1	효모 (생 것)	11
					소고기 (한우, 설도)	5.2						

육류												
					소고기 (한우, 안심)	5.2			돼지 (신장, 삶은 것)	5.8		
					소고기 (한우, 양지)	5.2						
	어린 양고기 (간, 날 것)	16.1	소고기 (선지)	13.4	송아지고기 (살코기, 삶은 것)	8.4	정어리 (말린 것)	28	멸치 (자건품, 큰 멸치)	13.3	꿩고기 (암꿩) (수꿩)	6.6
					송아지고기 (갈비, 삶은 것)	7.5			멸치 (자건품, 중멸치)	11.6	꿩고기 (수꿩)	5.3
					송아지고기 (갈비, 구운 것)	7			멸치 (생 것)	8.8		
									멸치(젓)	6.3		
									멸치 (자건품, 잔멸치)	5.4		
	소고기 (간, 날 것)	14.7	염소고기	6.7	토끼고기 (집토끼, 조리한 것)	7.2	고등어 (말린 것)	25	은어 (내장젓)	10	어린양 고기	6
							고등어 (구운 것)	11.8	은어(자연 산, 내장, 구운 것)	8.6		
					토끼고기 (산토끼)	6.5	(삶은 것)	9.8				
							(자반)	6.8				

	목		화		토		금		수		상화	
육류	어린 양고기 (간, 삶은 것)	12.2	돼지(심장, 삶은 것)	6.1			정어리 (자건품)	16.5	명태 (황태, 알, 명란젓)	8.9	오리 (집오리, 살코기, 날 것)	5.7
							정어리 (염건품)	12				
							정어리 (구운 것)	10.4	명태 (노가리)	8.8		
							정어리 (염장품)	10	명태(북어)	8.3		
							정어리 (통조림)	9				
							정어리 (생 것)	8.1	명태(포)	5.4	오리 (집오리, 살코기, 구운 것)	5.1
							정어리 (삶은 것)	7.6				
	송아지 고기 (간, 날 것)	11.8	닭 (심증, 날 것)	6			조기(굴비)	13.2	오징어 (말린 것)	8.2,	양고기 (살코기)	5
									오징어 (구운 것)	6		
									오징어 (젓, 내장젓)	5		
	소고기 (간, 삶은 것)	10.7	소고기 (심증, 날 것)	5.6			대구(알)	12.7	문어 (말린 것)	7.6		
							대구 (말린 것)	11				

육류	식품	함량	식품	함량	식품	함량	식품	함량
육류							대구(포)	7.4
	닭(간, 날 것)	9.3	참새고기	5.5	물치다래	12.5	소고기(신장, 날 것)	7
	닭(살코기, 구운 것)	8.5						
	닭(구이통닭)	7.3						
	송아지고기(간, 삶은 것)	8.5			황새치(구운 것)	11.8	사슴고기(구운 것)	6.7
					황새치(생 것)	7.2		
	돼지(간, 삶은 것)	8.4			삼치(구운 것)	11.5	조기(젓)	6.7
					삼치(생 것)	8.9		
	오골계	8.3			다랑어(황다랑어, 생 것)	11.3	광어(생 것)	6.5
					다랑어(참다랑어, 성어, 생 것)	11.2		
					다랑어(황다랑어, 통조림)	11		

육류	목		화		토		금		수		상화	
							다랑어 (참다랑어, 구운 것)	10.5				
							다랑어 (참다랑어, 어린 것, 생 것)	10				
	메추라기 고기	5.8					줄삼치	10.9	광어 (생 것)	6.5		
							방어 (구운 것)	10.1				
							방어 (생 것, 양식, 어린 것)	9.1	사슴고기 (날 것)	6.4		
							방어 (생 것, 자연산, 성어)	7.8				
							방어 (생 것, 자연산, 어린 것)	7				
							꽁치 (구운 것)	10	연어(젓)	6		

육류												
						꽁치 (생 것)	6.4					
						꽁치 (통조림)	5.8					
						정어리 (염장품)	10	오징어 (구운 것)	6			
						송어 (생 것)	9.8	소고기 (신장, 익힌 것)	6			
						방어(생 것,양식, 어린 것)	9.1	멧돼지 고기 (날 것)	5.2			
						정어리 (통조림)	9	오징어 (젓, 내장젓)	5			
						까나리 (생 것)	8.9					
						은어 (자연산, 내장, 구운 것)	8.6					
						새우 (꽃새우, 자건품)	8.5					
						새우 (시바새우, 자건품)	8					

육류	목		화		토		금		수		상화	
							새우 (꽃새우, 장조림)	5				
							새우 (젓새우, 말린 것)	5				
							새우 (젓새우, 조림)	5				
							정어리 (생 것)	8.1				
							청새치	8				
							준치	7.9				
							미꾸라지 (생 것)	7.9				
							가물치	7.7				
							산천어	7.7				
							연어 (소금가미, 구운 것)	7.7				
							연어(생 것)	7.5				
							평삼치	7.5				
							맛살 (말린 것)	7.1				

육류						식품	함량				
						장어 (칠성장어, 말린 것)	7				
						꽁치 (염장품)	7				
						전갱이 (구운 것)	6.8				
						전갱이 (생 것, 어린 것)	6.1				
						전갱이 (생 것, 성어)	5.3				
						전갱이 (삶은 것)	5.2				
						개량조개 (말린 것)	6.7				
						게(닭게, 생 것)	6.6				
						게(영덕게, 삶은 것)	6.1				
						복어 (생 것, 밀복)	6.3				

	목		화		토		금		수		상화	
육류							복어 (생 것, 까치복)	6.2				
							복어 (생 것, 자주복)	5.5				
							숭어 (구운 것)	6.3				
							청어 (생 것)	6.3				
							전어 (생 것)	6.1				
							돔(참돔, 구운 것)	6				
							돔(참돔, 삶은 것)	5.5				
							홍연어 (생 것)	6				
							말쥐치 (조미건품)	5.9				
							양미리 (말린 것)	5.9				

육류							양미리 (생 것)	5.3			
							홍합 (자건품)	5.5			
							잉어(내장)	5.3			
							청어 (훈제품)	5			
기타	오미자차	15.5	커피 (인스턴트)	31	엿기름	6.8	고춧가루	14.4		로열젤리	3
	땅콩버터 (청크)	13.7	홍차(차)	10	구기자차 (열매)	6.7	겨자(분말)	10.3			
	땅콩버터 (크림)	13.4	우롱차 (분말)	5.7			칠리 분말	7.2			
	결명자차 (열매)	9									

비타민 B5(판토텐산)

단위 mg/100g

곡물	목		화		토		금		수		상화	
	완두콩 (말린 것)	1.74	수수(알곡)	1.42	쌀(멥쌀, 논벼, 배아)	3	쌀(멥쌀, 논벼, 현미)	1.36	대두 (콩가루, 탈지콩 가루)	2	조	1.84
									대두 (노란콩, 말린 것)	1.52		
									대두 (콩가루, 볶은 것)	1.21		
	귀리(알곡)	1.5			쌀(멥쌀, 논벼, 쌀겨)	2.8	쌀(멥쌀, 밭벼, 현미)	1.36	잠두 (말린 것)	0.48	녹두 (말린 것)	1.66
	동부 (말린 것)	1.3			피(도정곡)	1.5	율무	0.16			옥수수 (알곡)	0.57
	밀(통밀)	1.03			기장 (도정곡)	0.94						
	팥(붉은팥, 말린 것)	1										
	보리 (겉보리, 통보리)	0.68										

곡물	강낭콩 (말린 것)	0.63										
야채	부추 (생 것)	0.5	파슬리 (말린 것)	1.68	곤약(분말)	1.52	고추 (붉은 고추, 말린 것)	3.61	김 (구운 것)	1.18	표고버섯 (말린 것)	7.93
			파슬리 (생 것)	0.48					김 (마른 것)	0.93	표고버섯 (생 것)	1.08
			브로콜리 (생 것)	1.12	국화꽃잎 (말린 것)	1.5	마늘(분말)	1.33			고비 (말린 것)	3.1
			냉이	1.1	미나리	0.42	갓	0.32			느타리버섯 (생 것)	2.4
											느타리버섯 (삶은 것)	2.36
			쑥(생 것)	0.55	시금치 (생 것)	0.2	배추 (생 것)	0.25			송이버섯 (생 것)	1.91
			상추 (개량종)	0.36			순무 (뿌리, 생 것)	0.25			꽃양배추 (생 것)	1.3
			피망 (청색과)	0.35			생강	0.21			목이버섯 (말린 것)	1.14
			케일	0.31			양파 (생 것)	0.19			콩나물 (생 것)	0.36
			셀러리	0.26			무(조선무)	0.18			양배추 (생 것)	0.22

분류	목		화		토		금		수		상화	
과일	산딸기	0.43	해바라기씨 (볶은 것)	1.66	연씨 (말린 것)	3.41	배(일본, 중국산)	0.14	밤 (삶은 것) 밤(생 것)	1.06 1.04	바나나 (말린 것)	1.13
	레몬	0.39	은행 (생 것)	1.38	대추 (말린 것)	0.86	복숭아 (백도)	0.13	수박씨 (조미)	1.04	가지 (생 것)	0.33
	오렌지	0.36	살구 (말린 것)	0.53	호박씨 (조미한 것)	0.65			수박	0.22	오이 (개량종)	0.33
	매실	0.35			호박 (당호박)	0.5					토마토 (생 것, 완숙)	0.17
	딸기	0.33			무화과 (말린 것)	0.39					체리토마토	0.17
	석류	0.32			구아바	0.32						
	모과	0.31			감(단감)	0.28						
	키위	0.29			망고	0.22						
	파인애플	0.28			멜론	0.19						
	귤	0.23			참외	0.16						
	포도 (건포도)	0.17										
근과	땅콩 (말린 것)	2.56			고구마 (구운 것)	1.3			마	0.13	아몬드 (말린 것)	0.66
	땅콩(조미)	2.42										
	땅콩 (볶은 것)	2.19										

분류	식품		식품		식품		식품		식품		식품	
근과	땅콩(생 것)	1.77										
	들깨	1.65			연근(생 것)	0.89					죽순(생 것)	0.63
	피스타치오오넛(조미)	1.06									감자(생 것)	0.47
	호두(볶은 것)	0.67									당근(생 것)	0.4
	잣(생 것)	0.59										
육류	닭고기(간, 날 것)	10.1	참새고기	4.56	소고기(꼬리)	1.95	숭어(알, 염건품)	5.17	소고기(신장, 날 것)	4.08	효모(건조)	5.73
	닭고기(살코기, 날 것)	1			소고기(수입, 갈비, 구운 것)	0.35			소고기(신장, 익힌 것)	1.69	효모(생 것, 압축)	2.29
	돼지(간, 날 것)	7.19	닭고기(심장, 날 것)	4.41	송아지고기(살코기, 날 것)	1.37	잉어(내장)	2.53	돼지(신장, 날 것)	4.36	오리고기(산오리)	2.17
					송아지고기(살코기, 삶은 것)	1.33	잉어(삶은 것)	1.51	돼지(살코기)	0.86	오리고기(집오리, 날 것)	1.13
							잉어(생 것)	1.48				

육류	목		화		토		금		수		상화	
	소고기 (간, 날 것)	6.4	돼지 (심장, 날 것)	2.7	닭고기 (모래 주머니, 날 것)	1.3	연어(알, 염장)	2.36	해삼 (내장젓)	2.13	거위 (살코기, 날 것)	1.97
	소고기 (간, 볶은 것)	5.92					연어 (생 것)	1.27			거위 (살코기, 구운 것)	1.83
	소고기 (간, 삶은 것)	4.57										
	거위(간, 날 것)	6.18	소고기 (심장, 날 것)	2.16			장어 (뱀장어, 생 것)	2.17	전복 (생 것)	1.9	꿩고기 (수꿩)	1.07
			소고기,혀, 날 것	1.32								
	달걀(난황, 생 것)	4.33	칠면조고기 (살코기, 날 것)	1.51			청어 (훈제품)	1.74	멸치 (자건품)	1.81		
	달걀(난황, 삶은 것)	4.08					청어(알)	1.37				
	달걀(전란, 생 것)	1.45					청어 (말린 것)	1.24	멸치 (생 것)	1.07		
	달걀(전란, 삶은 것)	1.39					청어 (생 것)	1.06				

육류	달걀(수란)	1.13								
			염소고기	0.45			은어(양식산, 구운 것)	1.67	은어(내장젓)	1.31
							은어(자연산, 내장, 구운 것)	1.67		
							은어(자연산, 내장, 생 것)	1.56		
							은어(양식산, 내장, 생 것)	1.46		
							은어(자연산, 구운 것)	1.34		
							은어(양식산, 내장, 구운 것)	1.33		
							은어(양식산, 생 것)	1.22		
							정어리(구운 것)	1.44	멧돼지고기	1.02

육류	목	화	토	금		수	상화
				정어리 (생 것)	1.17		
				정어리 (삶은 것)	1.09		
				돔(참돔, 양식산, 생 것)	1.39,		
				돔(참돔, 양식산, 삶은 것)	1.28,		
				돔(참돔, 양식산, 구운 것)	1.27		
				방어 (구운 것)	1.38		
				방어 (생 것, 성어)	1.01		
				병어	1.37		
				삼치 (생 것)	1.16		
				삼치 (구운 것)	1.12		

육류							임연수어 (생 것)	1.16		
육류							까나리 (자건품)	1.15		
육류							전어 (생 것)	1.13		
육류							새우 (보리새우, 생 것)	1.11		
육류							새우 (보리새우, 삶은 것)	1.07		
육류							꽁치 (구운 것)	1		
육류							소고기 (허파, 날 것)	1		
기타	땅콩버터	1.88	녹차 (가루차)	4.1	설탕 (흑설탕)	1.38				
기타			홍차(차)	2						
기타			초콜릿	1.56						

비타민 B6(피리독신)

단위 mg/100g

	목		화		토		금		수		상화	
곡물	메밀(가루)	0.56	수수(알곡)	0.31	쌀(배아)	1.6	쌀겨(미강)	2.5	대두 (콩가루, 탈지콩 가루)	0.57	녹두 (말린 것)	0.52
									대두 (노란콩, 말린 것)	0.53		
	보리 (겉보리, 통보리)	0.56			기장 (도정곡)	0.2	쌀(멥쌀, 논벼, 현미)	0.45	잠두 (말린 것)	0.41	옥수수 (알곡)	0.39
							쌀(멥쌀, 밭벼, 현미)	0.45				
	팥(붉은팥, 말린 것)	0.39			피 (도정곡)	0.17	율무	0.07	콩가루 (볶은 것)	0.35	조	0.18
	강낭콩 (말린 것)	0.36										
	밀(통밀)	0.35										
	호밀(알곡)	0.29										

분류	식품	함량	식품	함량	식품	함량	식품	함량	식품	함량	식품	함량
곡물	완두콩 (말린 것)	0.29										
	동부 (말린 것)	0.24										
	귀리(알곡)	0.21										
야채	부추 (생 것)	0.16	파슬리 (말린 것)	1.47	곤약(분말)	1.2	고추 (붉은고추, 말린 것)	3.81	김 (마른 것)	0.61	표고버섯 (말린 것)	0.45
							고추 (붉은고추, 생 것)	1	김 (구운 것)	0.59		
			피망 (청색과)	0.39	국화꽃잎 (말린 것)	0.69	마늘(분말)	2.32	청태 (말린 것)	0.49	송이버섯 (생 것)	0.15
							마늘(구근)	1.5				
			냉이	0.32	시금치 (생 것)	0.14	생강(분말)	1.03			양배추 (생 것)	0.11
			브로콜리 (생 것)	0.27	미나리	0.11	갓	0.25			체리토마토	0.11
			파슬리	0.27			양파 (생 것)	0.16			양송이버섯 (생 것)	0.11
			상추 (개량종)	0.2			생강	0.13			느타리버섯 (생 것)	0.1
			케일	0.16			배추 (생 것)	0.09			목이버섯 (말린 것)	0.1

구분	목		화		토		금		수		상화	
야채			셀러리	0.08			순무 (뿌리, 생 것)	0.08			콩나물 (생 것)	0.08
야채			쑥(생 것)	0.08			무(조선무)	0.06				
과일	키위	0.12	해바라기씨 (볶은 것)	1.18	연씨 (말린 것)	0.54	배 (일본, 유럽, 중국산)	0.02	밤 (구운 것)	0.76	바나나 (말린 것)	1.04
과일											바나나 (생과)	0.38
과일	레몬 (생 것)	0.08	살구 (말린 것)	0.18	무화과 (말린 것)	0.22	복숭아 (백도)	0.02	수박씨 (조미)	0.71	토마토 (생 것, 완숙)	0.08
과일	파인애플	0.08	은행 (생 것)	0.08	호박씨 (조미한 것)	0.16			수박	0.07	가지 (생 것)	0.05
과일	귤(조생)	0.07	자몽	0.05	대추 (말린 것)	0.14						
과일	산딸기	0.07			망고	0.13						
과일	오렌지	0.07			호박 (당호박)	0.12						
과일	매실	0.06			멜론	0.1						
과일	딸기	0.04			감(단감)	0.06						
과일	모과	0.04			구아바	0.06						
과일	사과 (부사, 후지)	0.04			참외	0.06						

분류	식품	함량	식품	함량	식품	함량
과일	석류	0.04				
과일	포도(생 것)	0.04				
근과	피스타치오넛(조미)	1.22	고구마(구운 것)	0.33	감자(구운 것)	0.3
근과					감자(생 것)	0.18
근과	참깨(검은깨, 말린 것)	0.77				
근과	참깨(흰깨, 볶은 것)	0.64	연근(생 것)	0.09	당근(삶은 것)	0.21
근과	참깨(흰깨, 말린 것)	0.6				
근과	개암(말린 것)	0.62			토란대	0.19
근과					토란	0.15
근과	들깨	0.55			죽순(생 것)	0.13
근과	호두(볶은 것)	0.49			아몬드(말린 것)	0.1
근과	땅콩(조미)	0.48				
근과	땅콩(말린 것)	0.46				

분류	목		화		토		금		수		상화	
근과	땅콩 (볶은 것)	0.46										
	땅콩 (생 것)	0.35										
	잣(생 것)	0.17										
육류	소(간, 볶은 것)	1.43	참새고기	0.59	토끼고기	0.53	가다랭이 (생 것)	0.86	매끈이 고둥 (삶은 것)	0.65	효모(건조)	1.28
											효모 (생 것, 압축)	0.59
	거위(간, 날 것)	0.76	칠면즈 고기 (구운 것)	0.46	소고기 (사태, 익힌 것)	0.34	참다랑어 (생 것, 성어, 붉은살)	0.85	멸치 (생 것)	0.58	꿩고기 (수꿩)	0.65
					소고기 (안심, 구운 것)	0.34						
	닭고기 (가슴살, 튀긴 것)	0.64	돼지 (심장, 삶은 것)	0.39	송아지고기 (등심, 구운 것)	0.34	까나리 (어린 것)	0.73	사슴고기	0.54	오리 (산 오리)	0.61
	닭고기 (가슴살, 구운 것)	0.6			송아지고기 (살코기, 삶은 것)	0.33						
	닭고기 (간, 익힌 것)	0.58					까나리 (구운 것)	0.53			오리 (집오리, 날 것)	0.33
	닭고기 (살코기, 구운 것)	0.4			송아지고기 (갈비, 삶은 것)	0.32						

<table>
<tr>
<td rowspan="9">육류</td>
<td>돼지고기
(간,
삶은 것)</td><td>0.57</td>
<td>닭고기
(심장,
익힌 것)</td><td>0.32</td>
<td>한우(사태)</td><td>0.3</td>
<td>황다랑어
(생 것)</td><td>0.64</td>
<td>소(신장,
익힌 것)</td><td>0.52</td>
<td>거위
(살코기,
구운 것)</td><td>0.47</td>
</tr>
<tr>
<td rowspan="2">메추라기
고기</td><td rowspan="2">0.55</td>
<td rowspan="8"></td><td rowspan="8"></td>
<td rowspan="8"></td><td rowspan="8"></td>
<td rowspan="2">연어
(생 것)</td><td rowspan="2">0.64</td>
<td>광어
(양식산)</td><td>0.45</td>
<td rowspan="2">어린양고기
(등심)</td><td rowspan="2">0.31</td>
</tr>
<tr>
<td>광어
(자연산)</td><td>0.33</td>
</tr>
<tr>
<td rowspan="6">달걀가루</td><td rowspan="6">0.4</td>
<td rowspan="3">고등어
(생 것)</td><td rowspan="3">0.51</td>
<td>돼지고기
(갈비,
구운 것)</td><td>0.44</td>
<td rowspan="6">양고기
(다리)</td><td rowspan="6">0.3</td>
</tr>
<tr>
<td>돼지고기
(안심,
구운 것)</td><td>0.41</td>
</tr>
<tr>
<td>돼지고기
(사태,
구운 것)</td><td>0.4</td>
</tr>
<tr>
<td rowspan="3">고등어
(구운 것)</td><td rowspan="3">0.47</td>
<td>돼지고기
(등심,
구운 것)</td><td>0.38</td>
</tr>
<tr>
<td>돼지고기
(살코기)</td><td>0.38</td>
</tr>
<tr>
<td>돼지고기
(등심,
삶은 것)</td><td>0.36</td>
</tr>
</table>

육류	목	화	토	금		수		상화
				고등어 (삶은 것)	0.42	돼지고기 (갈비, 삶은 것)	0.33	
				꽁치 (생 것)	0.51	멧돼지 고기	0.35	
				꽁치 (구운 것)	0.41			
				전갱이 (구운 것)	0.51			
				전갱이 (생 것)	0.4			
				전갱이 (삶은 것)	0.35			
				복어(검복)	0.5			
				숭어 (구운 것)	0.49			
				숭어 (생 것)	0.43			
				날치	0.47			
				정어리 (구운 것)	0.46			

육류						정어리 (생 것)	0.44				
						정어리 (삶은 것)	0.41				
						쥐치	0.45				
						청새치	0.44				
						방어 (생 것, 성어)	0.42				
						방어 (생 것, 어린 것, 양식)	0.42				
						방어 (구운 것)	0.38				
						청어 (생 것)	0.42				
						삼치 (생 것)	0.4				
						황새치 (구운 것)	0.38				
						황새치 (생 것)	0.32				

	목		화		토		금		수	상화
육류							전어 (생 것)	0.33		
							병어	0.3		
기타	땅콩버터	0.36	녹차 (가루차)	0.69	설탕 (흑설탕)	0.72				
	포도 (건포도)	0.23								

비타민 B9(엽산 · 폴산 · 폴라신)

단위 μg/100g

곡물	목		화		토		금		수		상화	
	동부 (말린 것)	300	수수 (알곡)	54	쌀(맵쌀, 논벼, 배아)	430	현미 (멥쌀, 논벼)	27	대두 (콩가루, 탈지 콩가루)	305.4	녹두 (말린 것)	460
					쌀 (맵쌀, 논벼, 쌀겨)	146			대두 (노란 콩, 말린 것)	230	녹두 (삶은 것)	80
									대두 (콩가루, 볶은 것)	227.4		
	팥 (붉은팥, 말린 것)	130			피 (도정곡)	14	율무	16	잠두 (말린 것)	260	조	29
									잠두 (삶은 것)	104.1		
	강낭콩 (말린 것)	85			기장 (도정곡)	13					옥수수 (알곡)	28
	부추 (삶은 것)	77										

	목		화		토		금		수		상화	
곡물	녹색완두콩(미숙, 생 것)	72.4										
	녹색완두콩(미숙, 삶은 것)	69.6										
	메밀(가루)	52.4										
	보리(겉보리, 통보리)	50										
	밀(통밀)	38										
	귀리(알곡)	33										
	완두콩(생 것)	25										
야채	부추(생 것)	100	파슬리(말린 것)	1400	국화꽃잎(말린 것)	370	유채(재래종, 꽃대, 생 것)	340	김(구운 것)	1900	클로렐라(말린 것)	4700
	부추(삶은 것)	77	파슬리(생 것)	220	국화꽃잎(생 것)	73	유채(서양종, 줄기와 잎, 삶은 것)	240				

분류		식품	μg	식품	μg	식품	μg	식품	μg	식품	μg
야채						유채 (서양종, 줄기와 잎, 생 것)	240,	김 (마른 것)	1200		
						유채(재래 종, 꽃대, 삶은 것)	190				
		브로콜리 (생 것)	210	시금치 (생 것)	210	갓	310	미역 (말린 것)	440	아기양배추 (생 것)	240,
		브로콜리 (삶은 것)	120	시금치 (삶은 것)	110					아기양배추 (삶은 것)	220
		쑥(생 것)	190	미나리	110	순무(잎, 생 것)	110,	청태 (말린 것)	260	표고버섯 (말린 것)	240
		쑥 (삶은 것)	51			순무(잎, 삶은 것)	66				
		냉이	180	곤약(분말)	65	고추냉이 (뿌리)	99	파래 (말린 것)	180	고비 (생 것)	210
										고비 (말린 것)	99
										고비 (삶은 것)	59
		케일	120			마늘(구근)	92			아스파라 거스 (생 것)	190

	목		화		토		금		수		상화	
야채											(삶은 것)	180
			상추 (개량증)	88.8			배추 (생 것)	61			꽃양배추 (생 것)	94
											(삶은 것)	88
			양상츠	73			무(왜무)	53			느타리버섯 (생 것)	92
											(삶은 것)	71
			치커리	41			고추 (붉은 고추, 생 것)	41			목이버섯 (말린 것)	87
			피망 (청색과)	33			양파 (생 것)	16			콩나물 (생 것)	85
			셀러리	29			생강	8			양배추 (생 것)	78
			고추 (풋고추, 개량증)	15.8							송이버섯 (생 것)	63
											붉은 양배추	58
											고사리	34.4
											양송이버섯 (생 것)	23.2

과일												
	딸기	90	해바라기씨 (볶은 것)	280	연씨 (말린 것)	180	배 (일본, 중국산)	6	수박씨 (조미)	120	체리토마토	35
	산딸기	38	은행 (생 것)	49	대추 (말린 것)	140	복숭아 (백도)	5	밤 (구운 것)	106.4	바나나 (말린 것)	34
									밤 (삶은 것)	76		
									밤(생 것)	74		
	키위	36	자몽	14.2	망고	84			수박	3	가지 (생 것)	32
	오렌지	32	살구 (말린 것)	10	호박 (당호박)	80					오이 (개량종)	25
	레몬 (생 것)	31			호박씨 (조미)	79					토마토 (생 것, 완숙)	22
	귤(조생)	24			참외	50						
	모과	12			구아바	41						
	파인애플	11			멜론	32						
	포도 (건포도)	9			무화과 (생 것)	22						
	매실	8			감(단감)	18						

분류	목		화	토		금	수	상화	
과일	석류	6							
과일	사과(부사, 후지)	0.4							
근과	땅콩(생 것)	239.8						토란대	163
근과	땅콩(조미)	98							
근과	땅콩(말린 것)	76		고구마(생 것)	49			토란	30
근과	땅콩(삶은 것)	74.6							
근과	땅콩(볶은 것)	57							
근과	참깨(흰깨, 볶은 것)	150		연근(생 것)	14			아몬드(말린 것)	63
근과	참깨(흰깨, 말린 것)	93							

근과	호두 (볶은 것)	91									죽순 (생 것) (삶은 것)	63
	잣(생 것)	79									당근 (생 것)	28
	잣 (볶은 것)	73										
	들깨	59									감자 (생 것)	21
	피스타치 오넛(조미)	59										
육류	닭(간, 날 것)	1300	닭(심장, 익힌 것)	80	닭(모래 주머니, 익힌 것)	53	가다랭이 (생 것)	370	소(신장, 날 것)	250	효모(건조)	3800
	닭(간, 익힌 것)	770							소(신장, 익힌 것)	98	효모 (생 것, 압축)	1900
	소(간, 날 것)	1000	참새고기	16	소고기 (수입, 갈비, 구운 것)	7	성게	360	돼지(신장, 날 것)	130,	오리알 (피단)	63
	소(간, 볶은 것)	220							돼지 (살코기)	40		

분류	목		화		토		금		수		상화	
육류	소 (간, 삶은 것)	217										
	돼지 (간, 날 것)	810	칠면조(살 코기, 구운 것)	7			은어(양식 산, 내장, 구운 것)	280	은어 (내장젓)	100	거위 (살코기, 구운 것)	12
							은어(양식 산, 내장, 생 것)	260				
	돼지 (간, 삶은 것)	163					은어(자연 산, 내장, 구운 것)	250				
							은어(자연 산, 내장, 생 것)	220				
	거위 (간, 날 것)	738	염소고기	2			청어(알)	120	해삼 (내장젓)	78	오리고기 (산오리)	3
	달걀(가루)	184										
	달걀(난황, 생 것)	140					잉어 (내장)	110	멸치 (자건품)	74		
	달걀(난황, 삶은 것)	110										

분류	식품	함량	식품	함량	식품	함량
육류	달걀(전란, 생 것)	43				
	메추라기알	91	연어(알, 염장)	100	자라	16
	아귀(간)	88	가리비(생 것)	87		
			(삶은 것)	83		
			숭어(알, 염건품)	62		
			뱅어	58		
			새우(시바새우, 생 것)	57		
			까나리(자건품)	50		
기타	땅콩버터	87	녹차(가루차)	1000		
			녹차(침출액)	150		

비타민 B12

단위 ㎍/100g

	목		화		토		금		수		상화	
곡물												
야채									김 (마른 것)	77.6,		
									김 (구운 것)	57.6		
									청태 (말린 것)	31.8		
									파래 (말린 것)	1.3		
과일												
근과												
육류	소고기 (간, 볶은 것)	111.8	소고기 (소장)	20.5	토끼고기	5.6	연어 (염장품)	284	소고기 (신장, 익힌 것)	51.3	오리알 (생 것)	4.5

분류	식품	값	식품	값	식품	값
육류	소고기 (간, 삶은 것)	71	소고기 (심장, 익힌 것)	14.3	연어 (알, 염장)	47.3
			소고기 (혀, 익힌 것)	5.9	연어 (생 것)	5.9
	거위 (간, 날 것)	54	닭 (심장, 익힌 것)	7.3	가다랭이 (생 것)	94.4
			소고기 (천엽)	4.6	멸치 (자건품)	41.3
			소고기 (사태, 익힌 것)	3.6	멸치 (생 것)	13.9
			소고기 (한우, 목심)	2.7	오리고기 (산오리)	3.5
			소고기 (안심, 구운 것)	2.6		
			소고기 (수입, 갈비, 구운 것)	2.5		

육류	목		화		토		금		수		상화	
육류	닭 (간, 날 것)	44.4	참새고기	5	닭 (모래주머니, 익힌 것)	1.9	은어 (자연산, 내장, 구운 것)	49.6	소고기 (신장, 날 것)	22.1	양고기 (어린 것, 살코기, 날 것)	2.6
	닭 (간, 익힌 것)	19.4										
	아귀(간)	39.1	돼지고기 (심장, 삶은 것)	3.8	송아지고기 (살코기, 삶은 것)	1.7	대합 (구운 것)	33.4	매끈이고둥 (삶은 것)	18.1,	양고기 (어린 것, 갈비, 구운 것)	2.2
					송아지고기 (갈비, 구운 것)	1.5	대합 (생 것)	28.4				
					송아지고기 (갈비, 삶은 것)	1.5	대합 (삶은 것)	20.3	매끈이고둥(생 것)	7.9		
					송아지고기 (등심, 구운 것)	1.2						
	돼지고기 (간, 날 것)	25.2,	염소고기	2.8	돼지고기 (위, 날 것)	1	숭어(알, 염건품)	28.4	큰논우렁	17.8	양고기 (어린 것, 갈비, 날 것)	2.1
	돼지고기 (간, 삶은 것)	18.7										

육류	달걀(가루)	10					굴 (생 것, 참굴, 양식산)	28.1	돼지고기 (신장, 날 것)	15.3	양고기 (등심)	2
	달걀 (난황, 생 것)	3					굴 (삶은 것, 참굴, 양식산)	20.3				
	달걀 (난황, 삶은 것)	2.9										
	메추라기알	4.7					꽁치 (구운 것)	19.3	달팽이	12.8	꿩고기 (수꿩)	1.7
							꽁치 (생 것)	17.7				
							고등어 (구운 것)	18.9	해삼 (내장젓)	11.4	양고기 (다리)	1.6
							고등어 (삶은 것)	15.7				
							고등어 (생 것)	10.6	(생 것)	2.3		
							가리비 (삶은 것)	18	은어 (내장젓)	10.2	양고기 (어린 것, 등심)	1.1
							가리비 (생 것)	11.4				
							청어 (생 것)	17.4	돼지고기 (신장, 삶은 것)	7.8	오리알 (피단)	1.1

육류	목	화	토	금		수		상화
육류				청어 (말린 것)	12.6	돼지고기 (살코기)	5.5	
				청어(알)	11.4			
				잉어(내장)	16	오징어 (구운 것)	7.2	
				잉어 (생 것)	10	오징어 (말린 것)	6.7	
				잉어 (삶은 것)	7.5	오징어 (생 것)	6.5	
				까나리 (생 것)	11	명태 (구운 것)	4.2	
						명태 (생 것)	3.3	
				참다랑어 (구운 것)	10.9	가자미 (구운 것)	2.5	
				참다랑어 (생 것, 어린 것)	6.9			
				임연수어 (생 것)	10.7	개구리 (다리)	2	
				전어 (생 것)	10.2	멧돼지 고기	1.7	
				게(왕게, 삶은 것)	9.9	갑오징어	1.4	

육류							식품	함량	식품	함량		
육류							게(꽃게, 삶은 것)	7.3				
							게(대게, 삶은 것)	7.2				
							정어리 (생 것)	9.5	광어 (양식산)	1.3		
							정어리 (삶은 것)	9.1				
							정어리 (구운 것)	8.4	광어 (자연산)	1		
							미꾸라지 (생 것)	8.5	소라 (생 것)	1.3		
							미꾸라지 (삶은 것)	6.3	소라 (구운 것)	1.1		
							빙어(민물, 생 것)	7.9,	문어 (생 것)	1.3		
							빙어(바다, 구운 것)	4,	문어 (삶은 것)	1.2		
							빙어(바다, 생 것)	3.3				
							개량조개	7.9	자라	1.2		
							송어 (생 것)	7.2	아귀 (생 것)	1.2		
							황다랑어 (생 것)	5.8				

	목	화	토	금		수	상화
육류				붕어 (생 것)	5.5		
				붕어 (삶은 것)	4.4		
				삼치 (생 것)	5.3		
				삼치 (구운 것)	5.3		
				숭어 (생 것)	4.7		
				게(대게, 생 것)	4.3		
				대구 (구운 것)	3.9,		
				대구 (생 것)	1.3		
				방어 (생 것, 구운 것)	3.8		
				방어 (생 것, 성어)	3.8		
				방어 (생 것, 어린 것, 양식)	3.4		

육류												
							소고기 (허파, 날 것)	3.8				
							멍게	3.8				
							장어 (뱀장어, 생 것)	3.5				
							장어 (뱀장어, 구운 것)	2.9				
							장어 (붕장어)	2.3				
							날치	3.3				
							뱅어	3.3				
							가재 (바닷가재, 삶은 것)	3.1				
							가재 (갯가재, 생 것)	2.9				
							가재 (바닷가재, 생 것)	1				
							복어(검복)	3				
							돼지고기 (허파, 날 것)	2.8				

	목	화	토	금		수	상화
육류				민어 (삶은 것)	2.8		
				민어 (생 것)	2.5		
				소고기 (허파, 삶은 것)	2.6		
				메기	2.3		
				새우 (보리새우, 삶은 것)	2		
				새우 (보리새우, 생 것)	1.9		
				새우 (꽃새우, 삶은 것)	1.5		
				새우 (꽃새우, 생 것)	1		
				새우 (참새우)	1		
				황새치 (구운 것)	2		

분류												
육류							황새치 (생 것)	1.9				
							돼지고기 (허파, 삶은 것)	2				
							병어	1.4				
							성게	1.3				
							학꽁치	1.3				
							성게	1.3				
기타									치즈	1		

비타민 C

단위 mg/100g

	목		화	토	금	수		상화	
곡물	보리순 (쌀보리순)	121				날개콩 (미숙)	17	찰옥수수 (마른 것)	4
	보리순 (올보리순)	111							
	녹색완두콩 (미숙, 생 것)	24							
	녹색완두콩 (미숙, 삶은 것)	18							
	완두콩 (생 것)	23							
	완두콩 (삶은 것)	14							
	동부 (생 것)	13							
	강낭콩 (생 것)	4							

분류	식품	값	식품	값	식품	값	식품	값	식품	값	식품	값
야채	깻잎나물	43	피망 (적색과)	191	당귀(잎, 노지재배)	252	갓(생 것)	137	김 (구운 것)	106	꽃양배추 (생 것)	99
			피망 (녹색과)	53	당귀(잎, 앵액재배)	152			김 (마른 것)	93	꽃양배추 (삶은 것)	82
					당귀(뿌리)	11						
	부추 (재래종, 생 것)	37	파프리카 (주황색과)	167	시금치 (생 것, 하우스)	66	유채 (재래종, 꽃대, 생 것)	120	다시마 (말린 것)	18	아기 양배추 (삶은 것)	90
			파프리카 (녹색과)	162			유채 (서양종, 줄기와 잎, 생 것)	110				
			파프리카 (적색과)	140			유채 (서양종, 줄기와 잎, 삶은 것)	55				
			파프리카 (황색과)	122	시금치 (생 것, 노지)	60	유채 (재래종, 꽃대, 삶은 것)	36	다시마 (튀각)	17	아기 양배추 (생 것)	64
			파프리카 (분말)	70	시금치 (삶은 것)	40	유채 (재래종, 꽃대, 잎)	31	다시마 (생 것)	14		
	부추 (재래종, 데친 것)	37	파슬리 (생 것)	139	호박잎 (생 것)	50	고추 (붉은고추, 생 것)	116	미역 (말린 것)	18	아스파라 거스 (삶은 것)	59

<table>
<tr><th></th><th colspan="2">목</th><th colspan="2">화</th><th colspan="2">토</th><th colspan="2">금</th><th colspan="2">수</th><th colspan="2">상화</th></tr>
<tr>
<td rowspan="12">야채</td>
<td rowspan="3"></td><td rowspan="3"></td>
<td rowspan="3">파슬리(말린 것)</td><td rowspan="3">122</td>
<td>호박잎
(삶은 것)</td><td>37</td>
<td>고추
(꽈리고추)</td><td>67</td>
<td>미역
(생 것,
자연산)</td><td>18</td>
<td rowspan="3"></td><td rowspan="3"></td>
</tr>
<tr>
<td rowspan="2">호박잎
(찐 것)</td><td rowspan="2">16</td>
<td rowspan="2">고추
(붉은
고추,
말린 것)</td><td rowspan="2">26</td>
<td>미역
(생 것,
양식산)</td><td>15</td>
</tr>
<tr>
<td>미역(줄기,
생 것)</td><td>12</td>
</tr>
<tr>
<td rowspan="3">깻잎
(생 것)</td><td rowspan="3">12</td>
<td>브로콜리
(생 것)</td><td>98</td>
<td rowspan="3">둥굴레
(산채,
말린 것)</td><td rowspan="3">32</td>
<td rowspan="3">허브
(라벤더)
(로즈마리)
(민트)</td><td rowspan="3">102</td>
<td rowspan="2">파래
(생 것,
납작파래)</td><td rowspan="2">17</td>
<td rowspan="3">붉은
양배추</td><td rowspan="3">50</td>
</tr>
<tr>
<td>브로콜리
(데친 것)</td><td>64</td>
</tr>
<tr>
<td>브로콜리
(삶은 것)</td><td>50</td>
<td>파래
(말린 것)</td><td>10</td>
</tr>
<tr>
<td rowspan="3">산부추
(산채)</td><td rowspan="3">11</td>
<td>고추
(풋고추,
재래종)</td><td>92</td>
<td>국화꽃잎
(말린 것)</td><td>31</td>
<td>고추냉이
(잎)</td><td>100</td>
<td rowspan="3">콩잎</td><td rowspan="3">16</td>
<td>아욱
(생 것)</td><td>48</td>
</tr>
<tr>
<td rowspan="2">고추
(풋고추,
개량종)</td><td rowspan="2">72</td>
<td rowspan="2">국화꽃잎
(생 것)</td><td rowspan="2">21</td>
<td>고추냉이
(줄기)</td><td>53</td>
<td rowspan="2">아욱
(데친 것)</td><td rowspan="2">43</td>
</tr>
<tr>
<td>고추냉이
(뿌리)</td><td>19</td>
</tr>
<tr>
<td rowspan="3"></td><td rowspan="3"></td>
<td rowspan="3">케을</td><td rowspan="3">83</td>
<td rowspan="3">고구마잎</td><td rowspan="3">30</td>
<td>배추(봄동)</td><td>85</td>
<td rowspan="3">우뭇가사리
(생 것)</td><td rowspan="3">15</td>
<td rowspan="2">고비
(생 것,
야생)</td><td rowspan="2">40</td>
</tr>
<tr>
<td>배추
(생 것)</td><td>46</td>
</tr>
<tr>
<td>배추
(삶은 것)</td><td>17</td>
<td>고비
(생 것,
재배)</td><td>33</td>
</tr>
</table>

분류	품목		품목		품목		품목	
야채	잔대(싹)	54	고구마줄기 (말린 것)	25	고춧잎 (삶은 것)	85	양배추 (생 것)	36
			고구마줄기 (생 것)	15	고춧잎 (생 것)	81	양배추 (삶은 것)	26
	제비쑥 (산채)	48	들미나리 (생 것)	15	마늘 (풋마늘)	81	솔잎	29
					마늘 (마늘쫑)	56		
					마늘 (구근, 말린 것, 열풍건조)	39		
	원추리	39	미나리 (생 것)	10	가시 오가피순 (생 것)	79	머위 (생 것)	28
					가시 오가피순 (데친 것)	12	머위 (데친 것)	11
	참죽 (말린 것)	39			무 (무말랭이)	76		
					무 (알타리무, 잎)	74	고사리 (생 것)	18
					무(왜무, 무청)	62		

	목		화		토		금		수		상화	
야채							무(무순)	39				
							무(게걸무, 잎)	25				
							무(왜무, 뿌리)	22				
							무(게걸무, 뿌리)	16				
							무(조선무, 뿌리)	15				
							무(알타리무, 뿌리)	13				
			쑥(생 것)	33			산마늘(산채)	62			녹색콩나물	17
							김치(갓김치)	48				
			민들레(생 것)	28			김치(열무)	25			버들송이버섯(생 것)	17
							김치(총각)	20				
							김치(깍두기)	19				
							김치(무청)	19				

분류	식품	함량	식품	함량	식품	함량
야채	민들레 (데친 것)	10	김치(파)	19	두릅 (생 것)	15
			김치(배추)	14		
			김치 (고들빼기)	11		
			김치(나박)	10		
			김치 (백김치)	10		
	명일엽 (신선초)	25	순무 (잎, 소금 절임)	47		
			순무(뿌리, 소금 절임)	24		
			순무(잎, 삶은 것)	22		
			순무(잎, 생 것)	18		
			순무(뿌리, 생 것)	17		
			순무(뿌리, 삶은 것)	13		
	곰취 (생 것)	21	열무 (생 것)	44	콩나물 (생 것)	13

	목		화		토		금		수		상화	
야채							열무 (삶은 것)	25				
			고들빼기	19			달래	33			팽이버섯 (생 것)	12
			상추 (개량증)	19			양파 (동결건조)	32			숙주나물 (생 것, 삶은 것)	10
			상추 (재래증)	17			양파 (생 것, 중국산)	17				
			근대 (생 것)	18			파(실파)	24				
							파(대파)	21				
							파(쪽파)	18				
			쑥갓 (생 것)	18								
			참나물 (산차, 생 것, 야생)	15								
			취나물 (산차, 생 것)	14								
			얼레지	13								

구분												
야채			(뿌리, 산채, 말린 것)									
			떡취(산채)	11								
			창출나물 (산채)	11								
			셀러리	10								
			치커리(잎, 푸른색)	10								
과일	유자 (생과, 과육)	218	자몽(생과)	35	구아바 (생과)	270	복숭아 (백도)	7	밤(생 것)	12	토마토 (삶은 것)	23
	유자 (생과, 껍질포함)	105										
	유자(생과, 과피)	91							밤 (구운 것)	10	토마토 (생 것)	11
	딸기 (생과, 개량종)	99	은행 (생 것)	14	다래	176	배(신고)	4	수박	6	올리브 (생과)	20
	모과	81	살구 (생 것)	5	대추 (생과)	62					바나나 (생과)	10
	금귤(과피)	70			호박(늙은 호박, 삶은 것)	55					오이 (생 것, 재래종)	10

과일	목		화		토		금	수	상화
					호박 (서양호박, 생 것)	40			
	금귤(생과)	35			호박 (서양호박, 삶은 것)	33			
					호박 (애호박, 고지)	26			
	금귤(과육)	30			호박 (당호박)	19			
					호박 (늙은 호박, 생 것)	15			
	레몬(생과)	70			감(단감)	50			
					감(조청)	44			
					감(연시, 생 것)	20			
	귤(생 것, 조생)	44			으름	31			
	귤(생 것, 보통)	39							

분류	식품		식품		식품		식품		식품		식품	
과일	오렌지 (생과)	43			참외(생과, 황색과육)	25						
					참외(생과)	22						
					참외(생과, 금싸라기)	15						
	산딸기	28			멜론 (머스크)	22						
	키위	27			망고	20						
	파인애플 (생과)	15			멜론 (화이트)	15						
	머루(생과, 개량종)	14										
	앵두	13										
	블루베리 (생과)	13										
	매실 (농축액)	12										
	석류	10										
근과			도라지 (생 것)	12	연근 (생 것)	57			마 (산마)	9	감자 (생 것)	36
											감자 (찐 것)	30
											감자 (삶은 것)	26

	목		화		토		금		수		상화	
근과					고구마 (신율미)	27					도토리 (생 것)	9
					고구마 (생 것)	25						
					고구마 (구운 것)	21						
					고구마 (찐 것)	19						
					고구마 (말린 것)	18						
					인삼(수삼)	15					토란 (생 것)	7
					칡뿌리	6					코코넛 (말린 것)	2
육류	송아지 (간, 삶은 것)	31	메뚜기	20	송아지 (뇌, 삶은 것)	13	송아지 (허파, 삶은 것)	34	베이컨 (날 것)	27	오리 (집오리, 날 것)	2
	돼지 (간, 삶은 것)	24	송아지 (심장, 삶은 것)	10	소(뇌, 날 것)	10	소(허파, 삶은 것)	33	돼지(신장, 삶은 것)	11	양고기 (갈비)	1
	소 (간, 삶은 것)	23	염소고기	1	토끼고기 (산토끼)	1	연어(알, 생 것)	14	소(신장, 날 것)	11		

분류	식품		식품		식품		식품		식품		식품	
육류	거위 (간, 튀긴 것)	22					돼지(허파, 날 것)	12				
	닭 (간, 익힌 것)	16										
	장어 (뱀장어, 간)	10										
기타	유자차	34	녹차 (가루차)	135	구기자차 (열매)	11	고춧가루	32			상지차	44
			치커리차 (말린 것)	97			계피가루	28			송화가루	12
											감잎차 (분말)	10

비타민 D

단위 ㎍/100g

분류	식품	목	화	토	금	수	상화	
야채							목이버섯 (말린 것)	440
							목이버섯 (삶은 것)	39
							표고버섯 (말린 것)	17
							표고버섯 (생 것)	2
							송이버섯 (통조림)	6
							송이버섯 (생 것)	4
							느타리버섯 (삶은 것)	2
							느타리버섯 (생 것)	1
근과	참깨 (검은깨, 말린 것)	2						

육류	식품		식품		식품		식품	
육류	아귀(간)	110	까나리(자건품)	54	돼지고기(등심, 날 것)	55	오리고기(집오리, 날 것)	33
			까나리(생 것)	21	돼지고기(신장, 날 것)	2		
					돼지고기(족발, 삶은 것)	1	오리고기(산오리)	3
	달걀(난황, 생 것)	6	청어(말린 것)	50	가다랭이(내장젓)	43	오리알(생 것)	18
	달걀(전란, 삶은 것)	3	청어(훈제품)	48				
	달걀(전란, 생 것)	3	청어(생 것)	22			오리알(피단)	6
			청어(알)	13				
	메추라기알	3	연어(알, 염장)	44	멸치(자건품)	18	효모(건조)	3
			연어(염장품)	40				
			연어(생 것)	32	멸치(생 것)	4	효모(생 것, 압축)	2
			쥐치	43	광어(양식산)	18	꿩고기(수꿩)	1

육류	목		화		토		금		수		상화	
									광어 (자연산)	3		
							숭어 (알, 염건품)	33	은어 (내장젓)	15		
							숭어 (생 것)	10				
							가다랭이 (반건품)	21	자라	4		
							가다랭이 (생 것)	10				
							꽁치 (생 것)	19	가오리	3		
							꽁치 (구운 것)	16				
							꽁치(염장품)	11				
							장어(뱀장어, 생 것)	18	아귀 (생 것)	1		
							장어 (갯장어)	5				
							장어 (칠성장어, 생 것)	4				

육류							장어 (붕장어)	1				
							참다랑어 (생 것, 성어, 기름육)	18				
							참다랑어 (생 것, 어린 것)	12				
							참다랑어 (생 것, 성어, 붉은 살)	5				
							은어 (양식산, 구운 것)	17				
							은어(양식 산, 생 것)	8				
							은어(자연 산, 생 것)	1				
							송어 (염장품)	16				
							송어 (생 것)	9				
							갈치	14				

육류		목	화	토	금	수	상화
육류	잉어 (생 것)				14		
	잉어 (삶은 것)				12		
	잉어(내장)				9		
	정어리 (삶은 것)				13		
	정어리 (구운 것)				10		
	정어리 (생 것)				10		
	삼치 (구운 것)				12		
	삼치 (생 것)				7		
	청새치				12		
	고등어 (구운 것)				11		
	고등어(생 것)				11		
	고등어 (삶은 것)				9		
	전어 (생 것)				9		

육류	식품명	함량
	방어 (생 것, 성어)	8
	방어 (구운 것)	5
	방어(생 것, 어린 것, 양식)	4
	농어	7
	황다랑어 (생 것)	6
	복어(검복)	6
	황어	6
	돔(참돔, 자연산, 생 것)	5
	미꾸라지 (삶은 것)	5
	미꾸라지 (생 것)	4
	민어 (구운 것)	5
	민어 (생 것)	2

육류	목	화	토	금		수	상화
				병어	5		
				메기	4		
				붕어 (생 것)	4		
				붕어 (삶은 것)	4		
				임연수어 (반건품)	4		
				임연수어 (생 것)	3		
				대구 (염장품)	3		
				대구 (생 것)	1		
				대구 (구운 것)	1		
				날치	2		
				도루묵 (생 것)	2		
				빙어(민물, 생 것)	2		

육류							뱅어	1				
기타			초콜릿	1	캐러멜	3						
					버터	1						

비타민 E

단위 mg/100g

	목		화		토		금		수		상화	
곡물	밀(통밀)	1.4	수수(알곡)	0.7	피(도정곡)	0.3	쌀(멥쌀, 현미)	1.3	대두 (노란콩, 말린 것)	3.6	옥수수 (알곡)	1.5
									대두 (노란콩, 삶은 것)	1.6		
	호밀(알곡)	1.1			기장 (도정곡)	0.1			잠두 (말린 것)	1.2	녹두 (말린 것)	0.9
	완두콩 (말린 것)	0.8									조	0.8
	귀리 (오트밀)	0.7										
	동부 (말린 것)	0.7										
	팥(붉은팥, 말린 것)	0.6										
	메밀(가루)	0.5										
곡물	강낭콩 (말린 것)	0.3										

분류	식품	E	식품	E	식품	E	식품	E	식품	E	식품	E
야채	깻잎	4	파슬리 (말린 것)	7.3	국화꽃잎 (말린 것)	25.3	고추(붉은 고추, 말린 것)	30.7	김 (구운 것)	4.6	아스파라 거스 (삶은 것)	1.6
			파슬리 (생 것)	3.4	국화꽃잎 (생 것)	4.7	고추(붉은 고추, 생 것)	9.1	김 (마른 것)	4.3	아스파라 거스 (생 것)	1.5
					국화꽃잎 (삶은 것)	4.2						
	부추 (삶은 것)	3.2	쑥 (삶은 것)	3.5	시금치 (삶은 것)	2.7	순무(잎, 삶은 것)	3.3	청태 (말린 것)	2.4	고비 (말린 것)	1.5
	부추 (생 것)	2.6	쑥(생 것)	3.2	시금치 (생 것)	2.1	순무(잎, 생 것)	3.2				
			냉이	2.5	미나리	0.8	갓	3.1	파래 (말린 것)	1.1	콩나물 (삶은 것)	0.8
			브로콜리 (생 것)	2.5			유채 (재래종, 꽃대, 생 것)	3	미역 (말린 것)	1	우엉 (생 것)	0.6
							유채 (재래종, 꽃대, 삶은 것)	2.9				
			브로콜리 (삶은 것)	1.7			유채 (서양종, 줄기와 잎, 생 것)	1.7				

	목		화		토		금		수		상화	
야채							유채 (서양종, 줄기와 잎, 삶은 것)	1.6				
			케일	2.4			파(쪽파)	0.6			양배추 (생 것)	0.1
			쑥갓 (삶은 것)	2.3			마늘(구근)	0.5				
			쑥갓 (생 것)	1.6								
			피망 (청색과)	1.3			배추 (생 것)	0.2				
			셀러리	0.2			생강	0.2				
							양파 (생 것)	0.1				
과일	매실 (생 것)	3.5	해바라기씨 (볶은 것)	12.6	호박씨 (조미)	2.2	복숭아 (백도)	0.7	수박씨 (조미)	2.6	바나나 (말린 것)	1.4
			해바라기씨 (말린 것)	2.2								
	금귤	2.6	은행 (생 것)	2.8,	호박 (당호박)	2.1	배(유럽산)	0.3	밤(생 것)	0.3		

분류	식품	함량	식품	함량	식품	함량			식품	함량	식품	함량
			은행 (삶은 것)	1.6	호박(늙은 호박, 삶은 것)	1.6						
과일	레몬 (생 것)	1.6	살구 (생 것)	1.7	망고	1.8			수박	0.1	토마토 (완숙)	0.9
			살구 (말린 것)	1.4								
	키위	1.3	자몽	0.3	대추야자 (말린 것)	1.4					가지 (생 것)	0.3
	산딸기	1			연씨 (말린 것)	1.3					오이 (개량종)	0.3
	모과	0.6			무화과 (말린 것)	0.8						
	귤	0.4			구아바 (생 것)	0.3						
	딸기	0.4			멜론	0.2						
	오렌지	0.3			감(단감)	0.1						
	사과(부사, 후지)	0.2			대추 (말린 것)	0.1						
	석류	0.1			참외	0.1						
근과	개암 (볶은 것)	22.6			고구마 (생 것)	1.6			마	0.2	아몬드 (말린 것)	31.2

	목		화		토		금		수		상화	
근과	개암 (말린 것)	2.4			고구마 (찐 것)	1.5						
					고구마 (구운 것)	1.3					아몬드 (조미)	29.6
	잣 (볶은 것)	13.5			연근 (생 것)	0.6					죽순 (삶은 것)	1.1
	잣(생 것)	11.5										
	땅콩 (볶은 것)	11.4										
	땅콩 (말린 것)	10.9									토란	0.6
	땅콩(조미)	2.3										
	참깨 (검은깨, 말린 것)	7.6										
	참깨 (검은깨, 볶은 것)	7.3									당근(생 것)	0.5
	참깨(흰깨, 볶은 것)	2.5										
	참깨(흰깨, 말린 것)	2.4										
	피스타치 오넛(조미)	4									감자 (삶은 것)	0.1

구분	식품	함량	식품	함량	식품	함량	식품	함량	식품	함량	식품	함량
근과	들깨	3.8										
	호두(볶은 것)	3.6										
육류	아귀(간)	13.8	염소고기	1	소고기(목심, 날 것)	0.6	은어(양식산, 내장, 구운 것)	23.7	은어(내장젓)	6.8	오리알(피단)	2
							은어(양식산, 구운 것)	8.3				
							은어(양식산, 내장, 생 것)	7.4				
							은어(양식산, 생 것)	5.1				
							은어(자연산, 내장, 구운 것)	3.2				
							은어(자연산, 내장, 생 것)	1.9				
							은어(자연산, 구운 것)	1.7,				
							은어(자연산, 생 것)	1.2				

<table>
<tr><th></th><th colspan="2">목</th><th colspan="2">화</th><th colspan="2">토</th><th colspan="2">금</th><th colspan="2">수</th><th colspan="2">상화</th></tr>
<tr><td rowspan="12">육류</td><td>달걀(난황 삶은 것)</td><td>3.8</td><td rowspan="4">닭고기(심장, 날 것)</td><td rowspan="4">1</td><td rowspan="4">토끼고기</td><td rowspan="4">0.5</td><td>굴(훈제 통조림)</td><td>10.1</td><td rowspan="4">보말고둥(생 것)</td><td rowspan="4">3.5</td><td rowspan="3">양고기(다리)</td><td rowspan="3">1.3</td></tr>
<tr><td>달걀(난황, 생 것)</td><td>3.6</td><td rowspan="2">굴(생 것, 참굴, 양식산)</td><td rowspan="2">2.9</td></tr>
<tr><td>달걀(전란, 삶은 것)</td><td>1.1</td></tr>
<tr><td>달걀(전란, 생 것)</td><td>1.1</td><td>굴(생 것, 참굴, 양식산)</td><td>1.2</td><td>양고기(갈비)</td><td>0.6</td></tr>
<tr><td rowspan="8"></td><td rowspan="8"></td><td rowspan="5">참새</td><td rowspan="5">0.2</td><td rowspan="8"></td><td rowspan="8"></td><td rowspan="2">숭어(알, 염건품)</td><td rowspan="2">9.7</td><td>오징어(젓)</td><td>3.4</td><td rowspan="5">꿩고기(수꿩)</td><td rowspan="5">0.3</td></tr>
<tr><td>오징어(구운 것)</td><td>2.6</td></tr>
<tr><td rowspan="3">숭어(생 것)</td><td rowspan="3">1.6</td><td>오징어(말린 것)</td><td>2.5</td></tr>
<tr><td>오징어(생 것)</td><td>2.1</td></tr>
<tr><td>오징어(조미포)</td><td>1.7</td></tr>
<tr><td rowspan="3"></td><td rowspan="3"></td><td>연어(알, 염장)</td><td>9.1</td><td>소라(구운 것)</td><td>2.8</td><td rowspan="3">오리(집오리, 날 것)</td><td rowspan="3">0.2</td></tr>
<tr><td>연어(훈제품)</td><td>2.1</td><td rowspan="2">소라(생 것)</td><td rowspan="2">2.3</td></tr>
<tr><td>연어(생 것)</td><td>1.2</td></tr>
</table>

육류												
							대구(알)	8.9	갑오징어	2.2		
							대구 (구운 것)	1.3				
							장어 (뱀장어, 생 것)	7.4	가자미 (구운 것)	1.9		
							장어 (칠성장어, 말린 것)	2.4				
							장어 (붕장어)	2.3				
							장어 (갯장어)	1.1				
							메기	6.3	문어 (생 것)	1.9		
									문어 (삶은 것)	1.9		
							청어(알)	5.1	광어 (양식산)	1.4		
							청어 (생 것)	3.1				
							청어 (말린 것)	2.7				
							돔(참돔, 양식산, 구운 것)	4.5	자라	1		

	목	화	토	금		수	상화
육류				돔(참돔, 양식산, 삶은 것)	3.3		
				돔(참돔, 양식산, 생 것)	2.4		
				돔(참돔, 자연산, 생 것)	1		
				방어 (생 것, 어린 것, 양식)	4.1		
				방어 (구운 것)	2.1		
				방어 (생 것, 성어)	2		
				새우 (보리새우, 삶은 것)	4		
				새우 (닭새우)	3.8		
				새우(대하)	1.8		

육류											
						새우 (보리새우, 생 것)	1.8				
						새우 (시바새우, 생 것)	1.7				
						잉어(내장)	3.8				
						잉어 (생 것)	2				
						잉어 (삶은 것)	2				
						성게	3.6				
						게 (왕게, 삶은 것)	3				
						게 (대게, 삶은 것)	2.6				
						게(대게, 생 것)	2.1				
						게(왕게, 생 것)	1.9				
						게(꽃게, 생 것)	1.8				
						대합 (삶은 것)	2.7				

	목	화	토	금		수	상화
육류				대합 (구운 것)	2.3		
				가재 (갯가재, 삶은 것)	2.7		
				전어 (생 것)	2.5		
				날치	2.3		
				도루묵 (생 것)	2.2		
				뱅어	1.8		
				가리비 (삶은 것)	1.7		
				임연수어 (생 것)	1.7		
				참다랑어 (생 것, 성어, 기름육)	1.5		
				참다랑어 (생 것, 어린 것)	1.2		
				붕어 (생 것)	1.5		

분류												
육류							붕어 (삶은 것)	1.5				
							병어	1.4				
							송어 (생 것)	1.4				
							고등어 (구운 것)	1.3				
							고등어 (삶은 것)	1.3				
							꽁치 (생 것)	1.3				
							멍게	1.2				
							가다랭이 (생 것)	1.2				
							갈치	1.2				
							농어	1.2				
							바지락 (생 것, 양식산)	1.2				
							삼치 (구운 것)	1.1				
기타	땅콩기름	6.7	해바라기유	39.2	엿기름	29.3	홍화유	27.6	콩기름	19.5	옥수수기름	24.3
	땅콩버터	5.6	면실유	31.1	미강유	26.4	미강유	26.4	두부 (동두부)	4.4	올리브유	7.6

기타	목		화		토		금		수		상화	
									두부 (튀긴 두부)	2.6		
	참기름	4.8	녹차 (가루차)	17	마가린	19.1	유채씨기 름(채종유)	18.5	된장 (일본된장)	2.4		
	포도 (건포도)	0.6	홍차(차)	10								
			초콜릿	1.4								

비타민 H(비오틴)

단위 ㎍/100g

	목		화		토		금		수		상화	
곡물	밀겨	36							대두	60	옥수수	7.9
	귀리	24.6										
	보리	14										
	밀	10.1										
	완두콩	9										
	호밀	8.5										
야채			알팔파	54.3	시금치	7	양파	4			아스파라거스	2
			컬리플라워	17							양배추	2
			케일	0.5								
과일	포도	2	자몽	3			복숭아	2	수박	4	바나나	4
	딸기	1.1					배	0.1			토마토	4
	사과	1										
	오렌지	1										
근과	호두	37									당근	3
	땅콩	34									감자	0.1
육류	동물의 간	100			소고기	3			송아지콩팥	100	효모	100

	목		화		토		금		수		상화	
육류	달걀	20							돼지고기	5		
	난황	16										
	닭고기	11										
기타					우유	2			대두유	27		
									치즈	3		

비타민 K

단위 μg/100g

	목		화		토		금		수		상화	
곡물	완두콩 (말린 것)	16							날개콩 (미숙)	63	녹두 (말린 것)	16
	완두콩 (삶은 것)	7									녹두 (삶은 것)	13
	동부 (말린 것)	14							대두 (노란콩, 말린 것)	18		
	동부 (삶은 것)	6							대두 (노란콩, 삶은 것)	7		
	강낭콩 (말린 것)	8							잠두 (말린 것)	13		
	강낭콩 (삶은 것)	3										
	팥(붉은팥, 말린 것)	8										
	팥(붉은팥, 삶은 것)	3										
야채	부추 (삶은 것)	330	파슬리 (말린 것)	1300	시금치 (삶은 것)	320	순무 (잎, 삶은 것)	370	김 (마른 것)	2600	아기양배추 (삶은 것)	160

<table>
<tr><th></th><th colspan="2">목</th><th colspan="2">화</th><th colspan="2">토</th><th colspan="2">금</th><th colspan="2">수</th><th colspan="2">상화</th></tr>
<tr><td rowspan="9">야채</td><td>부추
(생 것)</td><td>180</td><td>파슬리
(생 것)</td><td>850</td><td>시금치
(생 것)</td><td>270</td><td>순무(잎,
생 것)</td><td>340</td><td>김
(구운 것)</td><td>390</td><td>아기양배추
(생 것)</td><td>150</td></tr>
<tr><td colspan="2" rowspan="8"></td><td>쑥
(삶은 것)</td><td>380</td><td rowspan="4">미나리</td><td rowspan="4">160</td><td>유채
(서양종,
줄기와 잎,
삶은 것)</td><td>270</td><td rowspan="2">미역
(말린 것)</td><td rowspan="2">660</td><td>고비
(말린 것)</td><td>120</td></tr>
<tr><td rowspan="3">쑥(생 것)</td><td rowspan="3">340</td><td>유채
(서양종,
줄기와 잎,
생 것)</td><td>260</td><td rowspan="2">고비
(생 것)</td><td rowspan="2">34</td></tr>
<tr><td>유채(재래
종, 꽃대,
삶은 것)</td><td>250</td><td rowspan="2">미역
(생 것)</td><td rowspan="2">140</td></tr>
<tr><td>유채(재래
종, 꽃대,
생 것)</td><td>250</td><td>고비
(삶은 것)</td><td>34</td></tr>
<tr><td rowspan="3">냉0</td><td rowspan="3">330</td><td>국화꽃잎
(말린 것)</td><td>62</td><td rowspan="3">갓</td><td rowspan="3">260</td><td colspan="2" rowspan="4"></td><td>양배추
(생 것)</td><td>78</td></tr>
<tr><td>국화꽃잎
(생 것)</td><td>11</td><td rowspan="2">양배추
(삶은 것)</td><td rowspan="2">76</td></tr>
<tr><td>국화꽃잎
(삶은 것)</td><td>10</td></tr>
<tr><td>케일</td><td>210</td><td colspan="2"></td><td>배추
(생 것)</td><td>59</td><td>콩나물
(생 것)</td><td>57</td></tr>
</table>

야채												콩나물 (삶은 것)	49
			브로콜리 (생 것)	160			고추(붉은 고추, 말린 것)	58				아스파라 거스 (삶은 것)	46
			브로콜리 (삶은 것)	150			고추(붉은 고추, 생 것)	27				아스파라 거스 (생 것)	43
			피망 (청색과)	51								꽃양배추 (삶은 것)	31
												꽃양배추 (생 것)	17
			양상추	29								붉은 양배추	29
			셀러리	10									
과일			은행 (생 것)	3	호박 (당호박)	26				밤(생 것)	1	오이 (개량종)	34
			은행 (삶은 것)	3									
										수박씨 (조미)	1	가지 (생 것)	10
												가지 (삶은 것)	10
												토마토 (완숙)	4

	목		화		토		금		수		상화	
근과	피스타치오넛(조미)	29									감자 (튀긴 것)	46
	잣 (볶은 것)	27									당근 (생 것)	3
	잣 (생 것)	1										
	참깨(흰깨, 볶은 것)	12									죽순 (생 것)	2
	참깨(흰깨, 말린 것)	7										
	호두 (볶은 것)	7										
	들깨	1										
육류	닭고기 (날개, 날 것)	70	닭고기 (심장, 날 것)	41	닭고기(모 래주머니, 날 것)	28	은어(자연 산, 내장, 구운 것)	80	전복 (생 것)	23	오리알 (피단)	26
							은어(자연 산, 내장, 생 것)	40				
	닭고기 (간, 날 것)	14					은어(양식 산, 내장, 구운 것)	16				
							은어(양식 산, 내장, 생 것)	11				

분류	식품	함량	식품	함량	식품	함량	식품	함량	식품	함량	식품	함량
육류	달걀(난황, 생 것)	40	칠면조 고기 (살코기, 날 것)	18	돼지 (위, 삶은 것)	14	성게	27	해삼 (내장젓)	23	꿩고기 (수꿩)	19
	달걀(난황, 삶은 것)	38										
	달걀(전란, 생 것)	13										
	달걀(전란, 삶은 것)	12										
	메추라기 알	15	참새고기	4	소(천엽)	4	소고기 (대장)	15	자라	5	양고기 (다리)	18
											양고기 (어린 것, 다리, 날 것)	16
			염소고기	2	토끼고기	1	고등어 (구운 것)	6	소라 (생 것)	3	오리고기 (산오리)	14
							가리비 (삶은 것)	2	큰논우렁	1		
							미꾸라지 (삶은 것)	1	불똥 꼴뚜기 (삶은 것)	1		
							대합 (삶은 것)	1				
기타			녹차 (가루차)	4000	마가린	53	유채씨기름 (채종유)	120	콩기름	210	올리브유	42

기타	목		화		토		금		수		상화
			홍차(차)	1500	미강유	36	홍화유	10	두부 (튀긴 것)	68	
									두부 (생 것)	13	
			면실유	29	돼지(대장, 삶은 것)	26			동두부	57	
			해바라기유	11	버터	17			된장(일본 된장)	19	
			초콜릿	6	호박씨 (조미)	2			두유	4	

유비퀴논(코엔자임큐10)

단위 μg/100g

	목	화	토	금	수	상화
	땅콩, 소간	돼지의 심장	시금치, 소고기	연어, 정어리, 고등어, 가다랑어, 다랑어	돼지고기	효모

이노시톨

단위 ㎍/100g

	목	화	토	금	수	상화
	동물의 간, 밀배아, 감귤류, 오렌지, 포도, 강낭콩	동물의 심장	당밀(원료에서 설탕을 추출한 후의 잔액), 우유, 참외, 메론		동물의 신장, 콩류	효모, 요구르트 옥수수

카르니틴

단위 ㎍/100g

	목	화	토	금	수	상화
	닭고기, 계란		소고기 등심(60), 우유		돼지고기	양고기(80)

콜린

단위 ㎍/100g

	목	화	토	금	수	상화
	동물의 간, 돼지 간(550), 계란(520), 난황, 소 간(420), 땅콩(148), 완두콩, 밀의 배아		소고기(70), 고구마(40), 우유, 시금치	생선, 순무, 겨자잎, 배추	동물의 신장, 콩, 말린 콩(280), 돼지고기(80), 두부(35)	옥수수(30), 효모

타우린

단위 µg/100g

목	화	토	금	수	상화
닭고기(33.7), 달걀(1.9)		쇠고기(32), 멥쌀(2.5) 우유(1.0)	떡조개(1250), 가리비(1006), 가리비(1006), 다랑어(검붉은살,954), 바다참게(450), 모시조개(380), 도미(230), 전갱이(206), 보리새우(200), 대하(199), 가다랑이(167), 보리새우(139), 대구(135), 참치(61), 장어(47), 고등어(44)	마른 김(1200~1600), 소라(1536), 마른멸치(1300), 마른 오징어(1000), 문어(872), 낙지(871), 화살꼴뚜기(766), 김(564), 오징어(327), 멸치(215), 돼지고기(37), 콩(1.1)	팽이버섯(10.4) 감자(0.9), 애느타리버섯(0.5)

비타민P(바이오 플라보노이드)

단위 μg/100g

	목	화	토	금	수	상화
	귤·레몬·유자·오렌지 같은 과일의 과육과 껍질 안의 흰 부분, 메밀, 체리, 포도, 자두, 키위	케일, 컴프리, 실구, 자몽	시금치, 버찌	양파껍질, 무껍질		양배추, 토마토, 프로폴리스

비타민U

	목	화	토	금	수	상화
		케일, 샐러리, 상추			파래, 김, 싱경이	양배추, 아스파라거스 등

PABA(파라 아미노 벤조익산)

	목	화	토	금	수	상화
	계란, 너트류, 동물의 간		우유, 시금치, 설탕정제 부산물	현미, 생선류	동물의 콩팥	효모, 버섯, 감자, 소맥배아 등

5부

무기질

나트룹 Na

단위 mg/100g

	목		화		토		금		수		상화	
곡물	메밀묵	390	수수곧단	238	피(알곡)	2	현미(멥쌀, 일반)	79	콩자반	907	녹두빈대 떡가루	723
			수수 (알곡)	4							녹두 (삶은 것)	4
	밀(밀쌀)	17			기장 (알곡)	2	율무	2	잠두 (생 것)	13	차조	5
	완두콩 (말린 것)	5							대두 (서리태)	5	조(알곡)	4
	강낭콩 (생 것)	5							쥐눈이콩	3	옥수수 (단옥수수, 생 것)	1
	팥 (검정팥)	4										
	귀리 (알곡)	4										
	보리 (겉보리, 통보리)	3										
	호밀 (알곡)	2										

곡물	메밀 (알곡)	2										
	동부 (말린 것)	2										
야채	깻잎 (통조림)	1696	파슬리 (말린 것)	452	시금치 (생 것, 노지)	54	마늘(장아찌)	2269	다시마 (염장품)	10854	목이버섯 (말린 것)	74
	깻잎 (생 것)	1							다시마 (말린 것)	3100		
							마늘(구근, 생 것)	8	다시마 (튀각)	1383		
									다시마 (생 것)	554		
	부추 (생 것)	5	근대 (생 것)	160	미나리 (데친 것)	45	김치(고들 빼기김치)	2231	미역 (염장품)	10081	팽이버섯 (데친 것)	60
									미역 (튀각)	7335		
							김치(나박 김치)	1256	미역 (말린 것)	6100		
							김치(배추 김치)	1146	미역 (생 것, 양식산)	610		
									미역줄기 (생 것)	520		

	목		화		토		금		수		상화	
야채									미역줄기 (삶은 것)	330		
			쑥갓 (생 것)	47	들미나리 (생 것)	18	허브 (로즈마리)	229	파래 (갈파래, 말린 것)	2700	싸리버섯 (말린 것)	57
									파래 (가시파래, 말린 것)	110		
			케일	45	고구마줄기 (생 것)	12	가시 오가피순 (생 것)	85	김 (마른 것)	1294	석이버섯 (말린 것)	41
									김 (구운 것)	491		
									김(생 것)	144		
			씀바귀 (생 것)	36			고추 (붉은 고추, 말린 것)	56	청각 (생 것)	928	코코넛 (말린 것)	37
			셀러리	25			갓(생 것)	23	청태	530	아욱 (생 것)	35
			참나물 (생 것, 재배)	24			생강 (국내산)	5	톳(생 것)	410	고사리 (말린 것)	15
			취나물 (생 것)	16			배추 (생 것)	5	갈래곰보	380	표고버섯 (생 것)	5
			냉0	15			달래	5	우뭇가사리 (생 것)	160	우엉 (생 것)	5

분류												
야채			영지버섯 (말린 것)	15			고춧잎 (생 것)	4			양배추 (생 것)	5
			쑥(생 것)	11			양파 (생 것)	2			콩나물 (생 것)	3
			브로콜리 (생 것)	10							송이버섯 (생 것)	2
			고들빼기	10								
			상추	5								
			피망	3								
과일	포도 (캠벌리)	108	해바라기 씨(조미)	72	연씨 (조미)	250	배(신고)	3	수박씨 (조미)	580	올리브 (건과)	108
	유자	11	은행 (삶은 것)	26	호박씨 (조미)	190	복숭아 (백도)	2	밤 (삶은 것)	16	가지 (말린 것)	6
									밤 (말린 것)	7		
	귤(조생)	11	살구 (건과)	15	무화과 (건과)	44			수박	1	토마토 (생 것)	5
	사과 (홍옥)	7	자몽	1	멜론	13					오이 (생 것, 재래종)	5
	파인애플	5			대추 (건과)	8					바나나	2
	앵두	4			참외	7						

	목		화		토		금		수		상화	
과일	매실	4			호박 (서양호박, 생 것)	6						
	레몬	4			감(연시)	5						
	키위	3			구아바	4						
	자두	2			망고	1						
	산딸기	2										
	딸기 (재래종)	2										
	오렌지	1										
	석류	1										
근과	땅콩 (삶은 것)	751										
	땅콩(조미)	210	더덕 (분말)	51	연근 (삶은 것)	232			마(단마)	5	아몬드 (조미)	256
	땅콩 (말린 것, 대립종)	16										
	땅콩 (생 것)	3										
	잣 (볶은 것)	30	도라지 (말린 것)	43	고구마 (생 것)	15					당근 (생 것)	30
	들깨 (말린 것)	21									죽순 (생 것)	8

분류												
근과	호두 (말린 것)	5									감자 (생 것)	3
											토란 (생 것)	2
											도토리 (가루)	2
육류	달걀 (가루)	427	메뚜기	254	소고기 (육포)	2180	청어 (훈제품)	3900	오징어 (젓)	3907	오리알 (생 것)	131
	달걀(난백, 생 것)	285							오징어 (말린 것)	980		
	달걀(전란, 삶은 것)	167					청어 (말린 것)	1300	오징어 (구운 것)	470		
	달걀(전란, 생 것)	130					청어 (알, 생 것)	320	오징어 (삶은 것)	310		
		130					청어 (생 것)	118	오징어 (생 것)	181		
	거위(간, 날 것)	140	메추라기 알(전란, 생 것)	136	한우 (안심)	453	새우 (젓새우, 말린 것)	3000	전복 (참전북, 말린 것)	3000	오리고기 (집오리, 날 것)	85
	거위(간, 튀긴 것)	111					새우(대하, 말린 것)	620	전복 (참전북, 말린 것)	3000	오리고기 (집오리, 날 것)	85
							새우(부채 새우)	362				

육류	목		화		토		금		수		상화	
							새우(젓새우, 생 것)	360				
					한우(우둔)	449	새우(보리새우, 삶은 것, 양식산)	200				
					한우(등심)	442	새우(보리새우, 생 것, 자연산)	140				
					한우(양지)	361	새우(대하, 생 것)	120				
육류	달걀(전란, 생 것)	130	칠면조(구운 것)	70	닭고기(모래주머니, 구운 것)	312	가리비(말린 것)	2300	새우(민물새우, 토하젓)	2923	효모(건조)	50
							가리비(생 것)	294				
							가리비(삶은 것)	250				
	닭고기(다리, 날 것)	115	참서	43	토끼(산토끼)	55	멍게(양식산)	1300	해삼(말린 것)	2842		
									해삼(생 것)	1300		
	아귀(간)	110			쇠고기	53	대구(포)	967	문어(말린 것)	815		

육류										
						대구 (말린 것)	500	문어 (삶은 것)	230,	
						대구 (구운 것)	140	문어 (생 것)	211	
						대구 (생 것)	119			
						대합 (구운 것)	770	명태 (노가리)	625	
								명태 (황태)	499	
								명태 (북어)	496	
								명태(포)	482	
								명태 (동태)	210	
						대합 (삶은 것)	490	명태 (코다리)	208	
								명태 (황태, 알, 생 것)	165	
								명태 (생 것)	132	
								명태 (구운 것)	116	

육류	목	화	토	금		수		상화	
				뱅어(포)	680	소라 (생 것)	459		
				개불	671	돼지 (머리 고기)	448		
						돼지(족발, 조리한 것)	304		
						돼지(신장, 날 것)	114		
						돼지(족발, 날 것)	110		
						돼지 (목살)	108		
						돼지(갈비, 구운 것)	100		
						돼지(돼지 고기)	66		
				새우(대하, 말린 것)	620	매끈이고둥 (삶은 것)	412		
						매끈이고둥 (생 것)	380		
				크릴 (삶은 것)	620	해파리 (생 것)	390		

육류												
							민어 (말린 것)	565	미더덕	285		
							게(영덕게, 생 것)	475	한치	258		
							게(꽃게, 생 것)	304				
							게(꽃게, 삶은 것)	279				
							게(영덕게, 삶은 것)	240				
							가재 (갯가재, 삶은 것)	440	멸치 (생 것)	240		
							가재 (바닷가재, 생 것)	124				
							굴비	412	불동꼴뚜기(삶은 것)	240		
							재첩	390	가자미	230		
							개량조개 (생 것)	380	세발낙지	227		
							바지락 (양식산)	370	홍어	222		
							왕우럭조개	330	나팔고둥	217		

육류	목		화		토		금		수		상화	
							왕게 (삶은 것)	310	긴고둥	215		
							맛조개	303	갑오징어 (생 것)	214		
							피조개 (생 것, 양식산)	292	송아지 (신장, 날 것)	178		
							굴(참굴, 양식산)	270	광어 (생 것)	160		
							굴(석굴)	232				
							홍합 (생 것)	262	광어(생 것)	160		
							키조개	260	꼴뚜기 (생 것)	152		
							개조개	246	도다리	143		
							쥐치 (생 것)	210	소(신장, 익힌 것)	134		
							성게 (생 것)	190	아귀 (생 것)	130		
							고등어 (말린 것)	160	아귀 (생 것)	130		

육류						고등어 (구운 것)	150				
						고등어 (삶은 것)	120				
						민물빙어 (생 것)	160				
						전어 (생 것)	160				
						병어	158				
						조기	155				
						참조기 (생 것)	155				
						준치	155				
						전갱이 (생 것)	154				
						도루묵 (생 것)	152				
						붕장어 (생 것)	150				
						망둥이 (생 것)	150				
						정어리 (구운 것)	150				

육류	목		화		토		금		수		상화	
							학꽁치 (생 것)	150				
							꼼장어	148				
							방게	134				
							칠성장어 (말린 것)	130				
							반게	130				
							양미리 (말린 것)	128				
							은대구	128				
							까나리 (생 것)	120				
							황새치 (구운 것)	115				
							은어 (자연산, 구운 것)	110				
							옥돔 (구운 것)	110				
							송어 (생 것)	110				
							은어 (자연산, 구운 것)	110				

분류	식품	함량	식품	함량	식품	함량	식품	함량	식품	함량	식품	함량
육류							임연수어 (생 것)	110				
육류							농어 (생 것)	108				
육류							송아지(허파, 날 것)	108				
육류							혹돔	106				
육류							노래미	105				
육류							소(허파, 삶은 것)	101				
육류							갈치 (생 것)	100				
육류							새조개 (생 것)	100				
기타	땅콩버터	463	자장소스	3227	버터	725	고추장 (개량식)	3312	소금 (죽염)	39061	로열 젤리	4
기타							고추장 (전통 고추장)	3164	소금(굵은 소금)	32220		
기타	잣죽	126	김치 (고들빼기 김치)	2231	탈지분유	528	마늘 (장아찌)	2269	간장(재래 간장)	7157		
기타									간장 (왜간장)	5858		

기타	목		화		토		금		수		상화
									간장(양조간장)	5101	
	참깨죽	120	치커리차(말린 것)	175	마가린	445	김치(고들빼기김치)	2231	새우젓(육젓)	6505	
									새우젓(추젓)	6475	
			쌍화차	136	전지분유	410	고추장아찌	1922	청국장	6012	
									된장(일본된장)	4300	
			초콜릿	43	구기자차(열매)	162	무(장아찌)	1699	된장(양조된장)	4020	
									된장(전통된장)	3748	
							김치(나박김치)	1256	오징어(젓)	3907	
							김치(배추김치)	1146	쌈장	3288	
							단무지	1119	치즈(가공치즈)	1134	
							율무차	395	두유	135	
									두부	5	

마그네슘 Mg

단위 mg/100g

	목		화		토		금		수		상화	
곡물	메밀가루	190	수수(알곡)	160	쌀배아	602	현미	110	콩가루 (볶은 것)	240	녹두 (말린 것)	150
	동부 (말린 것)	170			기장 (도정곡)	84	율무 (도정곡)	12	대두 (말린 것, 미국산)	230	조(도정곡)	110
									대두 (말린 것, 일본산)	220		
									대두 (말린 것, 중국산)	220		
									대두 (삶은 것)	110		
	강낭콩(말 린 것)	150							잠두 (말린 것)	120	옥수수 (알곡)	75
	귀리(알곡)	129										
	귀리 (오트밀)	100										
	완두콩 (말린 것)	120										

분류	목		화		토		금		수		상화	
곡물	호밀	100										
야채	부추 (삶은 것)	20	파슬리 (말린 것)	380	고구마잎	75	겨자(분말)	380	파래 (말린 것)	3200	목이버섯 (말린 것)	210
							생강(분말)	300				
			파프리카 (분말)	220	시금치 (생 것)	69	카레(분말)	220	청태 (말린 것)	1300	고비(말린 것, 생건)	140
							고추냉이 (분말)	210				
			케일	44	미나리 (생 것)	24	칠리(분말)	210	미역 (말린 것)	1100	표고버섯 (말린 것, 생건)	110
							고추 (말린것)	190	미역 (생 것)	110	표고버섯 (생 것)	14
			냉이	34	들미나리	16	고추가루	170	수박씨 (조미)	410	우엉 (생 것)	54
			쑥(생 것)	29			양파(분말)	160	김 (마른 것)	340	콩나물 (생 것)	23
							후추 (검은색)	150	김 (구운 것)	300		
			브로콜리 (생 것)	26			산초가루	100			고사리	19
			쑥갓 (생 것)	26			마늘	25			느타리버 섯(생 것)	15
							갓	21				
			피망	21			달래	21				
			상추	15			무(왜무)	11				
							파	11				

분류	식품	mg	식품	mg	식품	mg	식품	mg	식품	mg	식품	mg
야채			셀러리	9			배추(생것)	10				
과일	산딸기	21	해바라기씨(조미)	390	호박씨(조미)	530	복숭아(백도)	7	수박씨(조미)	410	바나나(말린 것)	92
			해바라기씨(생 것)	38								
	파인애플	14	은행(생 것)	53	연씨(성숙, 건조)	200					가지(생 것)	17
	딸기	13	살구(말린 것)	45	무화과(말린 것)	62					오이(생 것, 개량종)	15
	키위	13	자몽	9	대추(말린 것)	39					토마토	9
	모과	12			호박(서양호박)	25						
	귤	11			멜론	13						
	레몬	11			망고	12						
	오렌지	11			참외	12						
	매실	8			구아바	8						
	석류	6			감(단감)	6						
	자두	5										
	사과	3										

	목		화		토		금		수		상화	
근과	참깨 (말린 것)	370			고구마 (생 것)	25			마(산마)	17	코코아 (코코아)	440
	참깨 (볶은 것)	360										
	잣(생 것)	290									아몬드 (말린 것)	310
	잣 (볶은 것)	250										
	들깨	230									토란	212
											토란대 (말린 것)	130
	땅콩 (볶은 것)	200									코코넛 (말린 것)	160
	땅콩(조미)	190										
	땅콩 (말린 것)	170										
	호두 (생 것)	190									감자 (생 것)	20
	호두 (볶은 것)	150										
	개암	184									죽순 (생 것)	13

분류	식품	함량	식품	함량	식품	함량	식품	함량	식품	함량	식품	함량
근과	피스타치오넛(조미)	120									당근(생 것)	10
	피칸(조미)	120										
육류	닭고기(가슴)	20	참새고기	42	토끼고기	27	청어알(말린 것)	150	멸치(자건품)	230	꿩고기	27
	닭고기(간)	19	칠면조고기	29	소고기(갈비, 구운 것)	23	까나리(자건품)	130	오징어(말린 것)	170	양고기(살코기, 날 것)	27
	달걀(전란, 생 것)	11	염소고기	25			새우(자건품)	120	해삼	160	오리고기(산오리)	27
							새우(젓새우, 생 것)	110				
							새우(젓새우, 조림)	110				
	달걀(전란, 삶은 것)	11					크릴(삶은 것)	110	돼지고기(등심, 구운 것)	23		
							정어리(염건품)	100	자라	10		
기타	땅콩버터	180	커피(인스턴트)	410					두부(튀긴 것)	130		
	포도	31	홍차(차)	220					두부	130		

기타	(건포도)								(튀긴 것)			
									두부 (동두부, 냉동건조)	120		
			녹차(차)	210								

염소 Cl

	목	화	토	금	수	상화
		샐러리, 푸른 잎	우유	무, 사탕무	해조류, 소금(식염)	양배추, 토마토, 익은 올리브 등

인 P

단위 mg/100g

		목		화		토		금		수		상화	
곡물	밀(배아)	1200	수수 (도정극)	210	참쌀(화선 찰벼)	303	현미(밭벼)	300	밤콩 (말린 것)	660	옥수수 (메옥수수, 말린 것)	345
	밀(통밀)	390					현미(벱쌀, 논벼)	279				
	팥(회색팥)	456			피(알곡)	330	율무	2	쥐눈이콩	631	녹두 (말린 것)	335
	팥(검정팥)	425										
	팥(붉은팥, 말린 것, 국내산)	424										
	메밀 (메밀가루)	425			기장(알곡)	270			서리태	629	차조	301
	볶은보리	402							노란콩 (말린 것, 국내산)	620	조(알곡)	240
	동부 (말린 것)	381							대두(흑태)	576		

분류	식품	값	식품	값	식품	값	식품	값	식품	값	식품	값
곡물	보리 (겉보리, 통보리)	360							콩가루 (볶은 것)	576		
	강낭콩 (말린 것)	338							잠두 (말린 것)	440		
									잠두 (생 것)	421		
	호밀(알곡)	330							콩자반	367		
	귀리(알곡)	320							작두콩	353		
야채	깻잎	72	삼나물(울 릉도산채, 말린 것)	586	둥굴레 (말린 것)	199	허브(민트)	513	김 (마른 것)	762	누에 동충하초	2430
									김 (구운 것)	570		
									김(생 것)	474		
	부추 (재래종, 생 것)	34	파슬리 (말린 것)	351	고구마줄기 (말린 것)	173	마늘(분말)	395	미역(튀각)	486	클로렐라	1536
							마늘(구근)	173	미역 (말린 것)	307		
			엉겅퀴 (말린 것, 숙건)	330	호박잎 (찐 것)	109	무말랭이	325	콩잎	120	뽕잎분말	430
			파프리카 (분말)	320	미나리 (데친 것)	72	고추 (붉은고추, 말린 것)	230			아욱 (데친 것)	421

	목		화		토		금		수		상화	
야채			브로콜리 (생 것)	195	들미나리 (생 것)	50	가시 오가피순 (생 것)	88			머위 (말린 것)	366
			취나물 (말린 것)	175	고구마잎	38	달래	66			큰느타리 버섯(분말)	364
			영지버섯 (말린 것)	108	시금치 (생 것, 노지)	29	갓(생 것)	52			고비 (말린 것, 생건)	358
			냉이	88			파(실파)	39			표고버섯 (물갬나무, 말린 것)	352
											표고버섯 (신갈나무, 말린 것)	343
			고들빼기	69			양파 (생 것, 국내)	30			싸리버섯 (말린 것)	276
			곰취 (생 것)	59			배추 (생 것)	29			목이버섯 (말린 것)	270
			상추 (재래종)	51			생강 (국내산)	28			고사리 (말린 것)	246
			쑥(생 것)	47			무(조선무)	23			가지 (말린 것)	240
			근다 (생 것)	45							느타리버섯 (말린 것)	220

분류												
야채			쓴바귀 (생 것)	45							양송이버섯 (생 것)	102
			케일	45							상황버섯 (말린 것)	94
			셀러리	35							팽이버섯 (생 것)	89
			피망(적색)	24							콩나물 (생 것)	81
											우엉 (생 것)	72
											아스파라 거스 (생 것)	61
											석이버섯 (말린 것)	57
											송이버섯 (생 것)	34
											양배추 (생 것)	25
과일	보리밥 (열매)	382	해바라기씨 (볶은 것)	1155	호박씨 (말린 것)	1148	복숭아 (황도)	21	수박씨 (조미)	620	오이 (생 것, 개량종)	77
			해바라기씨 (조미)	751								
			해바라기씨 (말린 것)	540	호박씨 (조미)	1100			수박씨 (말린 것)	128		

과일	목		화		토		금		수		상화	
	산딸기	31	은행 (생 것)	156	연씨(조미)	650	배(신고)	11	밤 (말린 것)	162	바나나 (말린 것)	67
									밤(생 것)	68		
	포도(캠벌)	29	살구(말린 것)	129	호박(애호 박고지)	354					올리브	29
					호박(애호 박, 생 것)	44						
	딸기 (재래종)	27	자몽	20	감(조청)	312					토마토 (생 것)	19
					감(곶감)	65						
	키위	26			대추 (말린 것)	116						
	오렌지	20			무화과 (말린 것)	69						
	매실	19			멜론	43						
	모과	18			참외	35						
	앵두	17			구아바	19						
	레몬	15			망고	12						
	석류	15										
	유자	15										
	자두	13										
	귤	10										
	사과 (아오리)	10										

과일	파인애플	9										
근과	개암 (말린 것)	784	더덕(분말)	576	인삼(백삼)	385			마(산마)	53	아몬드 (말린 것)	500
					인삼(홍삼, 추출액)	361						
					인삼(홍삼, 뿌리)	329						
	참깨(흰깨, 볶은 것)	595	도라지 (말린 것)	189	연근 (생 것)	67					토란대 (말린 것, 생 것),	220
	참깨(흰깨, 말린 것)	587										
	참깨 (검정깨, 볶은 것)	558									토란 (삶은 것)	58
	참깨 (검정깨, 말린 것)	546										
	들깨 (말린 것)	565			고구마 (생 것)	54					죽순 (말린 것)	129
	잣 (말린 것)	560			칡뿌리	14					도토리 (생 것)	84
	피스타치 오넛 (말린 것)	490									감자 (생 것)	63

	목		화		토		금		수		상화	
근과	결명자차 (열매)	431									당근 (생 것)	38
	땅콩 (볶은 것)	427										
	땅콩 (가루)	390										
	땅콩 (조미)	382										
	땅콩 (말린 것)	300										
	호두 (말린 것)	332										
육류	달걀 (가루)	800	참새고기	602	소고기 (육포)	606	연어(알, 다시마 조림)	1549	명태 (노가리)	1493	효모 (건조)	1300
	달걀(난황, 삶은 것)	550					연어(알, 생 것)	783	명태 (황태)	943		
	달걀(난황, 생 것)	530					연어(알, 염장)	388	명태 (조미포)	882		
									명태(포)	595		
							연어 (소금가미, 구운 것)	300	명태 (북어)	582	효모 (생 것)	410
									명태 (구운 것)	482		

육류												
											명태(황태, 알, 생 것)	378
	장어(뱀장어, 간)	777	메뚜기	585	토끼고기(산토끼)	350	정어리(자건품)	1500	멸치(자건품, 중멸치)	1461	누에분말	860
							정어리(말린 것)	783	멸치(자건품, 큰멸치)	1429		
							정어리(염건품)	455	멸치(자건품, 잔멸치)	977		
							정어리(구운 것)	300	멸치(생 것)	421		
									멸치(젓)	348		
	어린양고기(간, 삶은 것)	420	칠면조(구운 것)	213			대합(말린 것)	1204	오징어(말린 것)	821	거위(살코기, 구운 것)	309
	소고기(간, 삶은 것)	404	염소고기	170			까나리(자건품)	1200	골뚜기(자건품)	818	오리고기(산오리)	111
							까나리(생 것)	417				
	돼지고기(간, 날 것)	327					민물빙어(자건품)	1109	갑오징어(말린 것)	788		

육류	목		화	토	금		수		상화
육류	송아지고기(간, 삶은 것)	319			붕어(구운 것)	1095	문어(말린 것)	684	
					붕어(삶은 것)	814			
	닭고기(간, 익힌 것)	312			홍합(자건품)	1093	가오리(조미품)	664	
							가오리(노랑가오리)	568	
							가오리(나비가오리)	533	
							가오리(목탁가오리)	388	
					새우(대하, 말린 것)	995	불동꼴뚜기(훈제품)	650	
					새우(보리새우, 삶은 것)	390			
					밴댕이(자건품)	967	황새치(젓)	519	
					학꽁치(조미)	909	밴댕이(젓)	437	
					뱅어(포)	890	송아지고기(신장, 삶은 것)	372	
					뱅어(말린 것)	688			

육류							참다랑어 (말린 것)	880	베이컨 (구운 것)	336		
							게(영덕게, 게살 자건품)	681	게알(젓)	327		
							대구(포)	649	전어(젓)	322		
							대구(내장)	418				
							대구(알)	375				
							대구 (말린 것)	352				
							참붕어	646	소고기 (신장, 익힌 것)	306		
							망둥어 (장조림)	639				
							새조개 (조갯살, 말린 것)	610				
							조기(굴비)	560				
							개량조개 (말린 것)	546				
							숭어(알, 염건품)	530				

	목	화	토	금		수	상화
육류				미꾸라지 (삶은 것)	520		
				미꾸라지 (생 것)	437		
				청어(알, 말린 것)	500		
				청어 (말린 것)	470		
				청어 (훈제품)	400		
				장어 (뱀장어, 조미구이)	497		
				은어(내장, 구운 것)	470		
				은어 (자연산, 구운 것)	460		
				은어 (양식산, 구운 것)	430		
				은어 (양식산, 생 것)	320		

육류											
						참게	440				
						고등어 (말린 것)	424				
						꽁치 (말린 것)	420				
						복어(검복, 조미품)	386				
						바지락 (장조림)	372				
						뻘조개	350				
						돔(백미돔)	343				
						양미리 (말린 것)	342				
						양미리 (생 것)	314				
						홍연어 (구운 것)	340				
						황새치 (구운 것)	337				
						민어 (조미건품)	333				

	목		화		토		금		수		상화	
육류							말쥐치 (조미건품)	329				
							전갱이 (어린 것, 구운 것)	320				
							전어 (생 것)	317				
							삼치 (구운 것)	310				
							크릴 (삶은 것)	310				
							임연수어 (반건품)	300				
기타	깨소금	640	녹치 (가루차)	490	탈지분유	1014	겨자(분말)	1101	치즈(가공)	844	송화가루	489
			커피 (인스턴트)	357	전지분유	720			두부 (동두부, 냉동건조)	710	로얄젤리	149
			홍차(차)	320					청국장 (분말)	550		

칼륨 K

단위 mg/100g

	목		화		토		금		수		상화	
곡물	강낭콩(말린 것)	2436	수수(경단)	1182	기장(알곡)	1200	현미(멥쌀, 일반형)	326	콩가루(볶은 것)	1836	녹두(말린 것)	1323
	강낭콩(생 것)	732	수수(알곡)	524							녹두(빈대떡가루)	1004
	동부(말린 것)	1573			피(알곡)	380	율무	318	쥐눈이콩	1611	조(알곡)	500
	팥(회색팥)	1331										
	팥(붉은팥, 말린 것, 국내산)	1180							대두(서리태)	1539	찰옥수수(생 것)	370
	팥(붉은팥, 말린 것, 중국산)	975							대두(노란콩, 말린 것, 국내산)	1340		
	팥(검정팥)	1196							밤콩(말린 것)	1453	차조	329
	밀(배아)	1100							작두콩	1296		
	밀(밀쌀)	538										
	완두콩(말린 것)	926							잠두(말린 것)	1100		

분류	목		화		토		금		수		상화	
곡물									잠두(생 것)	1062		
	귀리(도정곡, 겉귀리)	574							콩자반	1016		
	보리(미숫가루)	539										
	귀리(알곡)	520										
	호밀(알곡)	500										
야채	부추(재래종, 생것)	446	파슬티(말린것)	3805	호박나물(산채)	2976	허브(민트)	3032	다시마(말린것)	7500	뽕잎분말	5380
			파슬티(생것)	680			허브(로즈마리)	2659	다시마(튀각)	4258		
							허브(라벤다)	2530	다시마(생것)	1242		
	깻잎(생것)	389	파프리카(분말)	2700	곤약(생것, 분말)	2900	고추(붉은고추, 말린것)	2930	미역(말린것)	5500	고비(말린것, 생건)	3224
			파프리카(적산)	321					미역(튀각)	4350		

야채												
									미역(줄기, 생것)	1900		
									미역(줄기, 삶은것)	1200		
									미역(생것, 양식산)	730		
			엉겅퀴(말린것, 산채,생건)	1120	고구마줄기(말린것)	2824	무말랭이	2200	김(마른것)	3503	큰느타리버섯(분말)	2944
			엉겅퀴(말린것, 산채, 숙건)	681					김(구운것)	2931		
									김(생것)	2208		
			쑥(생것)	1103	국화꽃잎(말린것)	2500	마늘(구근, 말린것, 열풍건조)	1937	청태	3200	고사리(말린것)	2879
							마늘(구근, 말린것, 동결건조)	1852				
							마늘(분말)	1035				
							마늘(구근, 생것, 국내산)	730				

	목		화		토		금		수		상화	
야채							마늘(구근, 냉동)	536				
			영지버섯 (말린것)	1037	당귀(잎, 양액재배)	697	양파 (동결건조)	1726	톳(생것)	1778	싸리버섯 (말린것)	2737
					당귀(잎, 노지재배)	677	양파(분말)	1200				
			참나물 (산채 생것, 야생)	963	시금치 (생것, 하우스) (생것, 노지)	595, 502	생강 (분말) (국내산)	1629, 344	우뭇가사리 (생것)	980	표고버섯 (말린것, 생건)	2140
			참나물 (산채 생것, 재배)	579								
			얼레지 (뿌리, 말린것, 산채)	862	미나리 (생것)	412	고추냉이 (분말)	1160	파래 (말린것, 갈파래)	620	누에동충 하초	1480
							고추냉이 (뿌리)	570				
			쑥부쟁이	650	들미나리 (생것)	382	고춧잎 (생것)	805	미역취 (산채)	552	머위 (말린것) (생것)	1114, 550
			곰취(생것)	568	둥굴레 (생것)	362	가시오가 피순(생것)	647			목이버섯 (말린것)	1019

야채			취나물 (생것)	469	고구마잎	206	갓(생것)	590			아욱(생것)	546
			씀바귀 (생것)	440			달래	379			양송이버섯 (생것)	535
			근대(생것)	370			열무(생것)	290			상황버섯 (말린것)	463
			쑥갓 (삶은것)	359			파(실파)	271			송이버섯 (생것)	404
			케일	324			배추(생것)	230			우엉(생것)	370
			상추 (재래종)	319			무(조선무)	213			팽이버섯 (생것)	368
			셀러리	310							느타리버섯 (말린것)	340
			브로콜리 (생것)	307							양배추 (생것)	205
			냉이	288							콩나물 (생것)	184
			피망(적색)	218								
과일	귤 (과일주스, 농축과즙)	750	살구(건과)	1300	호박 (애호박, 호박고지)	3105	복숭아 (당조림)	1238	밤 (말린 것)	1281	가지 (말린 것)	2241
	귤(조생)	173			호박 (늙은호박, 호박고지)	2254			밤 (구운 것)	576		

과일	목		화		토		금		수		상화	
					호박 (늙은호박, 생 것)	334	복숭아 (천도)	189	밤(생 것)	573		
	자두 (일본자두, 건과)	740	자몽 (과일주스, 농축과즙)	950	연씨(조미)	1100	배(신고)	171	수박씨 (조미)	640	올리브 (건과)	803
	자두(국내)	146	자몽(생 것)	144								
	키위	271	해바라기씨 (볶은 것)	850	감(조청)	1058			수박	139	바나나 (건과)	506
			해바라기씨 (조미)	598	감(곶감)	736						
			해바라기씨 (말린 것)	510	감(단감)	149						
	앵두	268	은행 (생 것)	578	대추(건과)	952					오이 (생 것, 개량종)	312
					대추 (생 것)	357						
	석류	250			호박씨 (조미)	840					토마토	178
					호박씨 (말린 것)	730						
	매실 (생 것)	230			무화과 (건과)	803						
	유자	194			대추야자 (말린 것)	710						

분류												
과일	딸기(생과, 개량종)	193			멜론 (머스크)	374						
	포도(거봉)	173			구아바 (생 것)	290						
	산딸기	130			참외(생과)	221						
	오렌지	126			망고	170						
	레몬 (생 것)	120										
	파인애플	107										
	사과 (아오리)	99										
근과	피스타치 오넛 (말린 것)	1025	더덕(분말)	1661	고구마 (말린 것)	989			마(단마)	550	토란대 (말린 것, 생 것)	3676
	피스타치 오넛(조미)	950			고구마 (찐 것)	548			마(장마, 생 것)	500	토란 (생 것)	365
					고구마 (생 것)	429						
	개암 (말린 것)	967	도라지 (말린 것)	1118	인삼(홍삼, 추출액)	777					죽순 (말린 것)	2595
	개암 (볶은 것)	680			인삼(홍삼, 뿌리)	623					죽순 (삶은 것)	855
											죽순 (생 것)	518

근과	목		화	토		금	수	상화	
근과	땅콩 (말린 것, 대립종)	904		마(장마, 생 것)	500			코코넛 (가루)	820
	땅콩 (말린 것, 중립종)	808						코코넛 (볶은 것)	554
	땅콩 (볶은 것)	795							
	땅콩 (말린 것, 소립종)	616						코코넛 (말린 것)	543
	땅콩(조미)	608							
	들깨 (말린 것)	605		연근 (생 것)	377			아몬드 (말린 것)	770
	들깨(가루)	580						아몬드 (조미)	612
	잣 (말린 것)	590						돼지감자	630
	호두 (말린 것)	368						유색감자 (생 것)	588
								마(단마)	550
								감자 (생 것)	485
								당근 (생 것)	395

<table>
<tr>
<td rowspan="13">육류</td>
<td rowspan="4">달걀(가루)</td><td rowspan="4">463</td>
<td rowspan="4">메뚜기</td><td rowspan="4">814</td>
<td>소고기
(육포)</td><td>700</td>
<td rowspan="4">뱅어(포)</td><td rowspan="4">1164</td>
<td>명태
(노가리)</td><td>1230</td>
<td rowspan="4">누에분말</td><td rowspan="4">6380</td>
</tr>
<tr>
<td rowspan="3">소고기
(갈비,
구운 것)</td><td rowspan="3">301</td>
<td>명태(황태)</td><td>1210</td>
</tr>
<tr>
<td>명태(북어)</td><td>893</td>
</tr>
<tr>
<td>명태(포)</td><td>870</td>
</tr>
<tr>
<td rowspan="3">개고기</td><td rowspan="3">270</td>
<td rowspan="3">염소고기</td><td rowspan="3">310</td>
<td rowspan="3">토끼
(산토끼)</td><td rowspan="3">420</td>
<td>새우(대하,
말린 것)</td><td>1100</td>
<td>멸치
(자건품,
중멸치)</td><td>1160</td>
<td rowspan="2">효모(건조)</td><td rowspan="2">2700</td>
</tr>
<tr>
<td>새우
(젓새우,
말린 것)</td><td>1000</td>
<td>멸치
(자건품,
잔멸치)</td><td>1150</td>
</tr>
<tr>
<td>새우
(보리새우,
삶은 것)</td><td>500</td>
<td>멸치
(자건품,
큰멸치)</td><td>1140</td>
<td>효모
(생 것)</td><td>850</td>
</tr>
<tr>
<td rowspan="2">닭고기
(살코기,
삶은 것)</td><td rowspan="2">223</td>
<td rowspan="2">칠면조
(살코기,
구운 것)</td><td rowspan="2">298</td>
<td rowspan="2"></td><td rowspan="2"></td>
<td>정어리
(자건품)</td><td>1000</td>
<td rowspan="2">문어
(말린 것)</td><td rowspan="2">930</td>
<td rowspan="2">오리고기
(산오리)</td><td rowspan="2">289</td>
</tr>
<tr>
<td>정어리
(염건품)</td><td>970</td>
</tr>
<tr>
<td rowspan="2"></td><td rowspan="2"></td>
<td rowspan="2">참새고기</td><td rowspan="2">164</td>
<td rowspan="2"></td><td rowspan="2"></td>
<td rowspan="2">가리비
(말린 것)</td><td rowspan="2">960</td>
<td>오징어
(말린 것)</td><td>750</td>
<td rowspan="2">양고기
(갈비)</td><td rowspan="2">220</td>
</tr>
<tr>
<td>오징어
(조미포)</td><td>590</td>
</tr>
<tr>
<td rowspan="2"></td><td rowspan="2"></td>
<td rowspan="2"></td><td rowspan="2"></td>
<td rowspan="2"></td><td rowspan="2"></td>
<td>대구(포)</td><td>940</td>
<td rowspan="2">매끈이고둥
(삶은 것)</td><td rowspan="2">694</td>
<td rowspan="2">오리알
(생 것)</td><td rowspan="2">140</td>
</tr>
<tr>
<td>대구
(말린 것)</td><td>930</td>
</tr>
</table>

육류	목	화	토	금		수		상화
				박대 (말린 것)	869	새우 (젓, 추젓)	539	
				까나리 (자건품)	810	꼴뚜기 (자건품)	532	
				민어 (말린 것)	680	전복 (말린 것)	520	
				칠성장어 (말린 것)	650			
				가다랭이 (반건품)	630			
				고등어 (말린 것)	630			
				삼치 (구운 것)	610			
				멍게 (양식산)	570			
				새우 (젓, 추젓)	539			
				볼락 (구운 것)	520			
				은어 (자연산, 구운 것)	510			
				쥐치(포, 말린 것)	503			

분류	목		화		토		금		수		상화	
육류							돔(참돔, 구운 것)	500				
기타	포도 (건포도)	671	커피 (인스턴트) (원두)	3600, 2000	구기자차 (열매)	2161	칠리분말	2500	청국장 (분말)	1328	송화가루	966
	버터 (땅콩버터)	614	홍차(차)	2000	분유 (전지분유) (탈지분유)	1720, 1409	고춧가루	2400	된장(일본) (전통)	930, 647	코코아 (우유 코코아)	730
			치커리차 (말린 것)	1807	두충차	1511	산초가루	1700			로열젤리	263
			우롱차 (분말)	1800			후추 (검은색)	1103				
			녹차 (가루차)	1455			겨자(분말)	863				
			초콜렛 (스위트 초콜렛)	570			고추장 (전통)	822				
			자장소스	564			계피차 (분말)	745				
							계피(가루)	550				

칼슘 Ca

단위 mg/100g

곡물	목		화		토		금		수		상화	
곡물	동부(말린 것)	121	수수(알곡)	10	피(알곡)	33	율무쌀	147	대두(노란콩, 말린 것, 국내산)	245	녹두(말린 것)	100
									대두(밤콩, 말린 것)	239		
									대두(서리태)	224		
									대두(흑태)	220		
									대두(노란콩, 말린 것, 미국산)	118		
									대두(노란콩, 말린 것, 중국산)	117		
	팥(회색팥)	116			기장(알곡)	20	현미(멥쌀, 일반)	10	콩가루(볶은 것)	169	찰옥수수(생 것)	21
	강낭콩(말린 것)	99							쥐눈이콩	161	조(알곡)	21

분류	식품	Ca(mg)	식품	Ca(mg)	식품	Ca(mg)	식품	Ca(mg)	식품	Ca(mg)	식품	Ca(mg)
곡물	완두콩(말린 것)	85							잠두(생 것)	103		
									잠두(말린 것)	100		
	밀(배아)	65										
	귀리(알곡)	55										
	보리(겉보리, 통보리)	43										
	호밀(알곡)	38										
	메밀(가루)	23										
야채	깻잎나물	325	파슬리(말린 것)	1468	고구마줄기(말린 것)	1355	허브(민트)	1763	톳(자건품)	1250	머위(말린 것)	1104
			파슬리(생 것)	206			허브(라벤다)	871	톳(말린 것)	768		
							허브(로즈마리)	707	톳(생 것)	157		
	깻잎(생 것)	211	얼레지(뿌리, 말린 것, 산채)	486	둥굴레(산채, 말린 것)	572	무시래기(삶은 것)	335	미역(물미역, 말린 것)	1072	뽕잎분말	1050
	깻잎(찐 것)	192							미역(말린 것)	959		
	깻잎(데친 것)	164							미역(튀각)	792		

<table>
<tr><th rowspan="2"></th><th colspan="2">목</th><th colspan="2">화</th><th colspan="2">토</th><th colspan="2">금</th><th colspan="2">수</th><th colspan="2">상화</th></tr>
<tr><th></th><th></th><th></th><th></th><th></th><th></th><th></th><th></th><th></th><th></th><th></th><th></th></tr>
<tr>
<td rowspan="9">야채</td>
<td rowspan="3"></td><td rowspan="3"></td>
<td rowspan="3"></td><td rowspan="3"></td>
<td rowspan="3"></td><td rowspan="3"></td>
<td rowspan="3"></td><td rowspan="3"></td>
<td>미역
(생 것,
자연산)</td><td>153</td>
<td rowspan="5">목이버섯
(말린 것)</td><td rowspan="5">233</td>
</tr>
<tr><td>미역
(생 것,
양식산)</td><td>149</td></tr>
<tr><td>미역(줄기,
생 것)</td><td>120</td></tr>
<tr>
<td rowspan="2">부추
(재래종,
데친 것)</td><td rowspan="2">52</td>
<td>엉겅퀴
(말린 것,
산채
생 것)</td><td>435,</td>
<td>당귀(잎,
노지재배)</td><td>209</td>
<td rowspan="2">왜무(무청)</td><td rowspan="2">329</td>
<td>모자반
(말린 것)</td><td>935</td>
</tr>
<tr>
<td>엉겅퀴
(말린 것,
산채
숙건)</td><td>156</td>
<td>당귀(잎,
양액재배)</td><td>154</td>
<td>모자반
(생 것)</td><td>209</td>
</tr>
<tr>
<td rowspan="4"></td><td rowspan="4"></td>
<td rowspan="3">케일</td><td rowspan="3">320</td>
<td>호박잎
(생 것)</td><td>180</td>
<td>순무(잎,
소금절임)</td><td>250</td>
<td rowspan="3">곰피
(말린 것)</td><td rowspan="3">921</td>
<td rowspan="3">고비
(말린 것)</td><td rowspan="3">189</td>
</tr>
<tr>
<td>호박잎
(삶은 것)</td><td>128</td>
<td rowspan="2">순무(잎,
삶은 것)</td><td rowspan="2">160</td>
</tr>
<tr>
<td>호박잎
(찐 것)</td><td>91</td>
</tr>
<tr>
<td>명일엽
(신선초)</td><td>253</td>
<td>국화꽃잎
(말린 것)</td><td>160</td>
<td>무(조선무,
무청)</td><td>249</td>
<td>다시마
(말린 것)</td><td>708</td>
<td>고사리
(말린 것)</td><td>188</td>
</tr>
</table>

<table>
<tr>
<td rowspan="12">야채</td>
<td rowspan="12"></td>
<td rowspan="12"></td>
<td rowspan="4"></td>
<td rowspan="4"></td>
<td rowspan="4"></td>
<td rowspan="4"></td>
<td>무
(알타리무, 잎)</td>
<td>196</td>
<td>다시마
(튀각)</td>
<td>240</td>
<td rowspan="4"></td>
<td rowspan="4"></td>
</tr>
<tr>
<td>무(게걸무, 잎)</td>
<td>106</td>
<td rowspan="3">다시마
(생 것)</td>
<td rowspan="3">103</td>
</tr>
<tr>
<td>무(조선무, 뿌리)</td>
<td>26</td>
</tr>
<tr>
<td>무말랭이</td>
<td>310</td>
</tr>
<tr>
<td>취나물
(산채, 말린 것)</td>
<td>231</td>
<td rowspan="2">호박나물
(산채)</td>
<td rowspan="2">149</td>
<td>고춧잎
(삶은 것)</td>
<td>233</td>
<td rowspan="2">파래
(말린 것)</td>
<td rowspan="2">652</td>
<td>아욱
(데친 것)</td>
<td>146</td>
</tr>
<tr>
<td>취나물
(산채, 생 것)</td>
<td>124</td>
<td>고춧잎
(생 것)</td>
<td>211</td>
<td>아욱
(생 것)</td>
<td>94</td>
</tr>
<tr>
<td rowspan="2">쑥(생 것)</td>
<td rowspan="2">230</td>
<td rowspan="2">고구마잎</td>
<td rowspan="2">72</td>
<td>가시
오가피순
(생 것)</td>
<td>229</td>
<td rowspan="2">매생이</td>
<td rowspan="2">574</td>
<td rowspan="2">클로렐라</td>
<td rowspan="2">117</td>
</tr>
<tr>
<td>가시오
가피순
(데친 것)</td>
<td>148</td>
</tr>
<tr>
<td rowspan="2">떡취(산채)</td>
<td rowspan="2">151</td>
<td rowspan="2">미나리
(데친 것)</td>
<td rowspan="2">57</td>
<td>생강(분말)</td>
<td>128</td>
<td rowspan="2">청태</td>
<td rowspan="2">535</td>
<td rowspan="2">석이버섯
(말린 것)</td>
<td rowspan="2">78</td>
</tr>
<tr>
<td>생강
(국내산)</td>
<td>13</td>
</tr>
<tr>
<td rowspan="2">잔대(싹)</td>
<td rowspan="2">151</td>
<td rowspan="2">들미나리
(생 것)</td>
<td rowspan="2">55</td>
<td rowspan="2">달래</td>
<td rowspan="2">124</td>
<td>우뭇가사리
(한천)</td>
<td>523</td>
<td rowspan="2">우엉
(삶은 것)</td>
<td rowspan="2">60</td>
</tr>
<tr>
<td>우뭇가사리
(생 것)</td>
<td>183</td>
</tr>
</table>

야채	목		화		토		금		수		상화	
			냉이	145	시금치 (삶은 것)	48	열무 (삶은 것)	109	김(생 것)	490	싸리버섯 (생 것)	41
							열무 (생 것)	106	김 (마른 것)	325		
									김 (구운 것)	257		
			쑥갓 (삶은 것)	123			배추 (생 것)	51	질경이 (생 것)	119	상황버섯 (말린 것)	35
			민들레 (데친 것)	112			갓(생 것)	47	콩잎	33	양배추 (생 것)	29
			민들레 (생 것)	108								
			창출나물 (산차)	108			양파 (생 것, 국내산)	16			콩나물 (삶은 것)	27
			참나물 (산차, 생 것, 야생)	102			마늘 (국내산, 생 것)	5			느타리버섯 (말린 것)	16
			고들빠기	101							양송이버섯 (생 것)	7
			근다 (생 것)	82								
			씀바귀 (데친 것)	81								

야채			영지버섯 (말린 것)	77								
			곰취 (생 것)	76								
			브로콜리 (생 것)	64								
			상추 (재래종)	60								
			셀러리	56								
			파프리카 (녹색과)	12								
			피망 (녹색과)	10								
과일	금귤(과피)	130	해바라기씨 (말린 것)	95	호박 (늙은호박, 고지)	215	복숭아 (천도)	6	수박씨 (조미한 것)	70	오이 (생 것, 개량종)	28
					호박 (애호박, 고지)	165			수박씨 (조미한 것)	6		
					호박 (서양호박, 생 것)	61						
	레몬 (생 것)	55	살구 (말린 것)	70	연씨(조미)	190	배(국내산, 신고)	2	밤 (말린 것)	52	올리브 (생 것)	18
					연씨(미숙, 생 것)	95						
	유자	49	자몽	25	무화과 (건과)	171					가지 (말린 것)	17

과일/근과	목		화		토		금		수		상화	
과일	오렌지	33	은행 (삶은 것)	8	대추야자 (말린 것)	80					토마토 (생 것)	9
	키위	30			호박씨 (말린 것)	54					바나나 (말린 것)	8
	모과	21			감(곶감)	28						
	산딸기	21			대추 (생 것)	28						
	귤(조생)	18			망고	15						
	딸기 (생 것)	13			구아바	9						
	파인애플	10			멜론 (머스크)	7						
	석류	8			참외	6						
	매실	7										
	앵두	6										
	포도(거봉)	6										
	사과 (아오리)	4										
	자두	4										
근과	참깨(흰깨, 말린 것)	1156										
	참깨(흰깨, 볶은 것)	1149	더덕(분말)	272	인삼(백삼)	227			마(산마)	27	토란대 (말린 것, 생 것)	1050

<table>
<tr>
<td rowspan="10">근과</td>
<td>참깨
(검정깨,
볶은 것)</td><td>1066</td>
<td></td>
<td></td><td></td>
<td rowspan="2">인삼(수삼)</td><td rowspan="2">113</td>
<td></td><td></td><td></td><td></td><td></td>
<td>토란대
(말린 것,
삶은 것)</td><td>270</td>
</tr>
<tr>
<td>참깨
(검정깨,
말린 것)</td><td>1060</td>
<td></td>
<td></td><td></td>
<td></td><td></td><td></td><td></td><td></td>
<td>토란
(생 것)</td><td>27</td>
</tr>
<tr>
<td>들깨
(말린 것)</td><td>750</td>
<td rowspan="2">도라지(말
린 것)</td><td rowspan="2">232</td>
<td rowspan="2">고구마
(생 것)</td><td rowspan="2">24</td>
<td></td><td></td><td></td><td></td><td></td>
<td>아몬드
(말린 것)</td><td>230</td>
</tr>
<tr>
<td>들깨(가루)</td><td>276</td>
<td></td><td></td><td></td><td></td><td></td>
<td>아몬드
(조미)</td><td>190</td>
</tr>
<tr>
<td>개암
(말린 것)</td><td>312</td>
<td></td><td></td>
<td rowspan="2">연근
(생 것)</td><td rowspan="2">22</td>
<td></td><td></td><td></td><td></td><td></td>
<td rowspan="2">죽순
(말린 것)</td><td rowspan="2">77</td>
</tr>
<tr>
<td>개암
(볶은 것)</td><td>190</td>
<td></td><td></td>
<td></td><td></td><td></td><td></td><td></td>
</tr>
<tr>
<td>피스타치
오넛(조미)</td><td>120</td>
<td></td><td></td>
<td rowspan="2">칡뿌리</td><td rowspan="2">15</td>
<td></td><td></td><td></td><td></td><td></td>
<td rowspan="2">도토리
(가루)</td><td rowspan="2">60</td>
</tr>
<tr>
<td>피스타
치오넛
(말린 것)</td><td>107</td>
<td></td><td></td>
<td></td><td></td><td></td><td></td><td></td>
</tr>
<tr>
<td>호두
(말린 것)</td><td>92</td>
<td></td><td></td><td></td><td></td>
<td></td><td></td><td></td><td></td><td></td>
<td>당근
(생 것)</td><td>40</td>
</tr>
<tr>
<td>땅콩
(말린 것,
대립종)</td><td>78</td>
<td></td><td></td><td></td><td></td>
<td></td><td></td><td></td><td></td><td></td>
<td>코코넛
(말린 것)</td><td>26</td>
</tr>
</table>

근과	목		화		토		금		수		상화	
근과	잣 (말린 것)	18									감자 (생 것)	4
육류	달걀(가루)	187	참새고기	338	소고기 (갈비, 구운 것)	15	방게	4668	게 (닭게, 젓)	3750	누에분말	440
	달걀(난황, 삶은 것)	140										
	달걀(난황, 생 것)	139										
							게(반게)	4278				
							게(게살 자건품)	820	멸치 (자건품, 큰멸치)	1905		
							게(영덕게, 게살 자건품)	669			오리알 (생 것)	64
							게(참게)	359				
	닭고기 (살코기, 구운 것)	15	칠면즈 (살코기, 구운 것)	25	토끼 (산토끼)	7	게 (붉은대게)	211	멸치 (자건품, 중멸치)	1290		
							게(영덕게, 삶은 것)	120	멸치 (자건품, 잔멸치)	902		
							게(꽃게, 생 것)	118	멸치(젓)	592		
							게(꽃게, 삶은 것)	104	멸치 (생 것)	509		

육류					새우					
육류					새우 (꽃새우, 자건품)	4068				
					새우 (시바새우, 자건품)	2767				
					새우 (꽃새우, 냉동품)	2410				
					새우 (젓새우, 말린 것)	1800				
	개고기	9	염소고기	7	새우 (젓새우, 조림)	1800	왕우렁	1567	효모(건조)	50
					새우(각시 흰새우)	1341				
					새우 (시바새우, 조미건품)	1078				
					새우 (젓새우, 생 것)	695				
					새우(대하, 말린 것)	236				
					장어 (붕장어, 뼈튀김)	2372	해삼 (말린 것)	1384	오리고기 (산오리)	15

육류	목	화	토	금		수		상화	
육류				장어 (뱀장어, 조미구이)	1129	해삼 (생 것)	119		
				장어 (붕장어, 생 것)	201				
				장어 (뱀장어, 생 것)	157				
				정어리 (자건품)	2200	논우렁이	1202	양고기 (살코기)	7
				정어리 (말린 것)	1205				
				정어리 (염건품)	758				
				정어리 (구운 것)	130				
				정어리 (생 것)	94				
				붕어 (구운 것)	1903	큰논우렁	1003		
				붕어 (삶은 것)	315				
				밴댕이 (자건품)	1578	밴댕이(젓)	891		

육류			식품	Ca	식품	Ca
			밴댕이 (생 것)	175		
			뱅어(포)	982	새우 (젓새우, 젓)	871
			뱅어 (말린 것)	615	새우 (시바새우, 젓)	688
			뱅어 (생 것)	135	새우 (꽃새우, 젓)	500
					새우(추젓)	361
					새우(육젓)	330
					새우 (민물새우, 토하젓)	293
			미꾸라지 (삶은 것)	770	꼴뚜기 (자건품)	505
			미꾸라지 (생 것)	736	꼴뚜기(젓)	110
			까나리 (자건품)	740	전어(젓)	466
			까나리 (생 것)	371		

육류	목		화		토		금		수		상화	
육류							은어 (자연산, 구운 것)	480	명태 (노가리)	432		
							은어 (양식산, 구운 것)	450	명태(황태)	415		
							은어 (양식산, 생 것)	250	명태(포)	300		
							은어 (자연산, 내장, 구운 것)	140	명태(북어)	243		
							은어 (양식산, 내장, 구운 것)	130	명태 (생 것)	109		
							개량조개 (말린 것)	464	홍어	305		
							학꽁치 (조미)	310	오징어 (말린 것)	252		
									오징어(젓)	139		
							새조개 (조미건품)	287	보말고둥 (생 것)	240		
							새조개	207				

육류								(조갯살, 말린 것)					
								펄조개	266	전복(젓)	223		
								민어 (말린 것)	249	굴 (어리굴젓)	196		
								가재 (바다가재, 생 것)	230	가다랭이 (내장젓)	160		
								가재 (갯가재, 생 것)	149				
								홍합 (자건품)	225	은어 (내장젓)	152		
								대합 (말린 것)	212	매끈이고둥 (생 것)	137		
								대합 (생 것)	161				
								대합 (구운 것)	140	매끈이고둥 (삶은 것)	113		
								대합 (삶은 것)	130				
								전어 (생 것)	210	갑오징어 (말린 것)	137		

육류	목		화		토		금		수		상화	
							대구(포)	184	문어 (말린 것)	115		
							재첩	181	돼지(갈비, 구운 것)	41		
							맛조개	166				
							참다랑어 (말린 것)	160				
							살조개	145				
							붉은대구	134				
							개조개	131				
							굴(생 것, 양식산, 토굴)	123				
							굴(생 것, 참굴, 자연산)	109				
							양미리 (말린 것)	115				
							소(허파, 날 것)	106				
							꼬막	105				
							은대구	105				
							갈치 (얼간품)	104				

분류	식품	Ca	식품	Ca	식품	Ca	식품	Ca	식품	Ca	식품	Ca
육류							미더덕	90				
							바지락 (생 것, 양식산)	90				
기타	깨소금	1223	홍차(차)	470	로얄젤리	237	계피가루	1200	치즈(자연, 파마산)	1376	감잎차 (분말)	740
									치즈(가공)	503		
	오미자차	766	우롱차 (분말)	310	두충차	164	후추 (검은색)	281	두부 (동두부)	590	상지차	330
							후추(흰색)	240	두부 (튀긴두부)	295		
	결명자차 (열매)	533	초콜렛	198	우유(고 칼슘우유)	118	김치 (갓김치)	118	소금 (굵은소금)	153	로얄젤리	237
					우유 (보통우유)	105	김치 (고들빼기)	115				
			커피 (인스턴트)	160			고추장 (개량식)	108	된장 (일본된장)	150		
									청국장	106		

황 S

단위 mg/100g

	목		화		토		금		수		상화	
곡물	밀배아	240							콩가루	410	옥수수	120
	밀가루	190							대두	220		
	통밀	160										
	보리	150										
야채							무우	40				
과일	사과	10										
근과	땅콩	380			고구마	40					아몬드	150
육류	닭고기	255	칠면조	290	소고기	270	정어리	310				
	계란	140					연어	220				
기타									치즈	230		

구리

단위 mg/100g

곡물	목		화		토		금		수		상화	
	날개콩 (미숙, 말린 것)	2.88	수수 (알곡)	0.44	기장 (도정곡)	0.38	현미 (멥쌀, 논벼)	0.27	콩가루 (생 것)	2.92	녹두 (말린 것)	0.91
	날개콩 (미숙, 삶은 것)	0.77							콩가루 (볶은 것)	2.22		
	강낭콩 (말린 것)	0.75							잠두 (말린 것)	1.2	조 (도정곡)	0.45
	동부 (말린 것)	0.71							대두 (말린 것, 중국산)	1.01	옥수수 (알곡)	0.18
									대두 (말린 것, 일본산)	0.98		
									대두 (말린 것, 미국산)	0.97		
	메밀가루	0.54							날개콩 (미숙, 삶은 것)	0.77		

야채	목		화		토		금		수		상화	
야채	부추 (삶은 것)	0.09	파슬리 (말린 것)	0.97	미나리 (생 것)	0.15	고추 (말린 것)	0.85	청태 (말린 것)	0.8	고비 (말린 것, 생건)	1.2
	부추 (생 것)	0.07	파슬리 (생 것)	0.16			고추 (생 것)	0.23				
			쑥(생 것)	0.29	시금치 (생 것) (삶은 것)	0.11	생강(분말)	0.57	파래 (말린 것)	0.8	표고버섯 (말린 것, 생건)	0.5
			쑥 (삶은 것)	0.28			생강 (생 것)	0.06				
			냉0	0.16	들미나리	0.06	양파(분말)	0.55	김 (마른 것)	0.62	목이버섯 (말린 것)	0.31
							양파 (삶은 것)	0.05	김 (구운 것)	0.55	목이버섯 (삶은 것)	0.03
							양파 (생 것)	0.05				
			쑥갓 (삶은 것)	0.12			갓	0.08			송이버섯 (생 것)	0.24
			쑥갓 (생 것)	0.1								
			피망	0.1			달래	0.06			우엉 (생 것)	0.21
											우엉 (삶은 것)	0.16

분류	식품	함량	식품	함량	식품	함량	식품	함량	식품	함량	식품	함량
야채			브로콜리 (생 것)	0.08			무(왜무, 무청)	0.06			느타리버 섯(생 것)	0.15
			브로콜리 (삶은 것)	0.06			무(왜무, 뿌리)	0.02				
			상추	0.06			파	0.04			고사리	0.13
			케일	0.05			배추 (생 것)	0.03			콩나물 (생 것)	0.12
											콩나물 (삶은 것)	0.08
			셀러리	0.03							양배추 (생 것) (삶은 것)	0.02
과일	산딸기	0.12	해바라기 씨(조미)	1.81	호박씨 (조미)	1.26	복숭아 (백도)	0.05	수박씨 (조미한 것)	1.49	바나나 (말린 것)	0.25
											바나나 (생 것)	0.09
	키위	0.11	살구 (말린 것)	0.43	연씨 (성숙, 건조)	1.24			밤 (삶은 것)	0.37	오이 (생 것)	0.11
			살구 (생과)	0.04					밤 (생 것)	0.32		
	파인애플	0.11	은행 (생 것)	0.27	대추 (말린 것)	0.4			수박	0.03	가지 (생 것)	0.06
			은행 (삶은 것)	0.22							가지 (삶은 것)	0.05

	목		화		토		금		수		상화	
과일	모과	0.09	자몽 (생과)	0.04	무화과 (건과)	0.37					토마토 (생 것)	0.04
					무화과 (생과)	0.06						
	레몬 (생과)	0.08			망고	0.08						
	석류	0.06			호박 (애호박)	0.07						
	오렌지 (생과)	0.06			구아바 (생 것)	0.06						
	딸기	0.05			멜론	0.05						
	매실	0.05			감(단감)	0.03						
	포도	0.05			참외	0.02						
	사과	0.04										
	귤(생과)	0.03										
	자두	0.03										
근과	들깨	1.93			고구마 (구운 것)	0.2	생강 (분말)	0.57	마(산마)	0.1	코코아 (코코아)	3.83
					고구마 (생 것)	0.18						

근과												
근과					고구마 (찐 것)	0.17						
	땅콩가루 (탈지)	1.8			연근 (생 것)	0.09					아몬드 (말린 것)	1.35
	땅콩가루 (볶은 것)	0.69										
	땅콩가루 (조미)	0.64			연근 (삶은 것)	0.05					아몬드 (조미한 것)	1.11
	땅콩가루 (말린 것)	0.59										
	땅콩가루 (삶은 것)	0.5										
	참깨 (볶은 것) (말린 것)	1.68 1.66									토란대 (말린 것), 토란	0.89 0.79
	잣(생 것)	1.44									죽순 (생 것) (삶은 것)	0.13
	잣 (볶은 것)	1.3										
	호두 (볶은 것)	1.21									감자 (생 것)	0.1
	피스타치 오넛 (조미)	1.15									당근 (생 것)	0.04

<table>
<tr><td></td><th colspan="2">목</th><th colspan="2">화</th><th colspan="2">토</th><th colspan="2">금</th><th colspan="2">수</th><th colspan="2">상화</th></tr>
<tr><td rowspan="10">육류</td><td>송아지
(간, 삶은
것)</td><td>7.95</td><td rowspan="5">소심장
(익힌 것)</td><td rowspan="5">0.74</td><td rowspan="5">소고기
(살코기,
조리한
것)</td><td rowspan="5">0.13</td><td>새우
(자건품)</td><td>3</td><td>불동꼴뚜
기
(훈제품)</td><td>12</td><td rowspan="5">오리고기
(산오리)</td><td rowspan="5">0.36</td></tr>
<tr><td rowspan="4">송아지
(간, 날
것)</td><td rowspan="4">5.83</td><td>새우
(젓새우,
조림)</td><td>1.56</td><td rowspan="2">불동꼴뚜기
(조림)</td><td rowspan="2">6.22</td></tr>
<tr><td>새우
(젓새우,
생 것)</td><td>0.97</td></tr>
<tr><td>새우
(닭새우)</td><td>0.65</td><td>불동꼴뚜기
(생 것)</td><td>3.42</td></tr>
<tr><td>새우
(대하)</td><td>0.61</td><td>불동꼴뚜기
(삶은 것)</td><td>2.97</td></tr>
<tr><td>양(간,
삶은 것)</td><td>7.07</td><td rowspan="3">양심장
(삶은 것)</td><td rowspan="3">0.61</td><td rowspan="3">토끼고기</td><td rowspan="3">0.05</td><td>굴(훈제통
조림)</td><td>2.81</td><td rowspan="3">식용달팽이
(통조림)</td><td rowspan="3">3.07</td><td rowspan="2">효모
(생 것,
압축)</td><td rowspan="2">0.36</td></tr>
<tr><td rowspan="2">양(간,
날 것)</td><td rowspan="2">6.98</td><td>굴
(삶은 것)</td><td>1.17</td></tr>
<tr><td>굴(참굴)</td><td>0.89</td><td>효모
(건조)</td><td>0.2</td></tr>
<tr><td>소(간,
날 것)</td><td>5.3</td><td rowspan="2">염소고기</td><td rowspan="2">0.11</td><td rowspan="2"></td><td rowspan="2"></td><td>크릴
(생 것)</td><td>2.3</td><td rowspan="2">큰논우렁</td><td rowspan="2">1.9</td><td rowspan="2"></td><td rowspan="2"></td></tr>
<tr><td>소(간,
삶은 것)</td><td>2.79</td><td>크릴
(삶은 것)</td><td>1.83</td></tr>
</table>

육류	돼지(간)	0.99	칠면조고기	0.05			꽃게	1.1	전복 (통조림)	1.04		
	아귀(간)	1					연어알 (염장)	0.76	오징어 (말린 것)	0.99		
							왕게 (통조림)	0.58	보말고둥	0.83		
							대게 (삶은 것)	0.56	소라 (구운 것)	0.73		
									소신장 (익힌 것)	0.68		
기타	땅콩버터	0.65	홍차(차)	2.1			고춧가루	1.2	나토(일본 식청국장)	0.67	코코아 (코코아)	3.83
											코코아 (우유코코아)	0.93
			녹차(차)	0.84			후추 (검은색)	1.2	된장(일본 된장)	0.66	코코넛 (가루)	0.8
							후추 (흰색)	1				
			밀크 초콜릿	0.55			칠리 (분말)	1	겨자 (분말)	0.6		
							카레 (분말)	0.8	두부 (동부두, 냉동건조)	0.55		

망간

단위 mg/100g

곡물	목		화		토		금		수		상화	
곡물	호밀	2.4			쌀(배아)	12.5			대두 (삶은 것)	0.8	녹두 (말린 것)	1
					쌀(백미)	1					녹두 (삶은 것)	0.3
	밀(통밀)	2			기장 (도정곡)	1.7			날개콩 (미숙, 말린 것)	3.7		
									날개콩 (미숙, 삶은 것)	1.2		
	동부 (말린 것)	1.5							콩가루 (생 것)	2.3		
	동부 (삶은 것)	0.5							콩가루 (볶은 것)	2.1		
	강낭콩 (말린 것)	1							잠두 (말린 것)	1.6		
	강낭콩 (삶은 것)	0.5										
	귀리(알곡)	0.6										

분류	식품	함량	식품	함량	식품	함량	식품	함량	식품	함량	식품	함량
곡물	완두콩(삶은 것)	0.5										
야채			파슬리(말린 것)	10.5	국화꽃잎(생 것)(삶은 것)	0.4	마늘(구근)	1.3			우엉(생 것)	34
							마늘(분말)	0.6				
			케일	0.8			양파(분말)	0.4			아기양배추(생 것)	0.3
			양상추	0.8			무(왜무)	0.1			아스파라거스(생 것)	0.3
			브로콜리(생 것)	0.2							느타리버섯	0.1
			셀러리	0.2								
과일	파인애플	0.1	해바라기씨(조미)	2.1	애호박	16			밤(삶은 것)	1.1	가지(생 것)	0.2
	포도	0.1			연씨(성숙, 건조)	2.4					오이(생 것, 개량종)	0.2
					대추(말린 것)	0.3					토마토	0.2
											바나나	0.1
근과	땅콩(가루, 탈지)	4.9			고구마(생 것)	387	생강(분말)	26.5			코코넛(말린 것)	1.3
	땅콩(볶은 것)	2.1										

	목		화		토		금		수		상화	
근과	땅콩 (말린 것)	1.9			고구마 (구운 것)	0.6						
	땅콩 (삶은 것)	1									감자(으깬 것, 탈수)	1.1
	호두 (볶은 것)	3.4			연근 (생 것)	0.3					감자 (생 것)	0.2
											코코아	0.3
											당근 (생 것)	0.2
육류	양고기 (간, 삶은 것)	0.5	소고기 (심줄, 익힌 것)	0.1	닭(모래주머니)	0.5	바지락	1	해삼	0.4	양고기 (뇌, 삶은 것)	0.6
	소고기(간, 삶은 것)	0.4					굴 (참굴, 생 것)	0.6	소고기 (신장, 익힌 것)	0.2	효모(건조)	0.5
	소고기(간, 날 것)	0.3										
									전복	0.1		
									갑오징어	0.1		
기타			커피 (인스턴트)	1.7			계피가루	16.7	두부 (튀긴두부)	1.5		

기타												
			포도주 (백포도주) (적포도주)	0.6			후추 (검은색)	5.6	나토(일본 식청국장)	1.5		
							후추(흰색)	4.3				
			초콜렛(밀 크초콜렛)	0.3			카레분말	4.3	된장 (일본된장)	0.9		
							칠리분말	2.2				
							고춧가루	2				

몰리브덴

단위 ㎍/100g

목		화		토		금		수		상화	
곡물	녹색완두콩 (미숙, 생 것) 74			기장 (도정곡) 176						녹두 (말린 것) 840	
	밀(통밀) 36										
야채		브로콜리 (생 것) 31								꽃양배추 (생 것) 31	
										양배추 (생 것) 24	
과일	사과(생과) 89										
근과				고구마 (생 것) 57						토란 118	
										감자 (생 것) 21	
육류	닭고기(간) 360					상어 (돔발상어) 110		오징어 (말린 것) 30			
	닭고기(영 계, 날 것) 14										
						게(꽃게) 60					
기타				우유 3.2							

불소

단위 μg/100g

	목		화		토		금		수		상화	
곡물	호밀	150										
	귀리(알곡)	95										
	녹색완두콩 (미숙, 생 것)	87										
	밀(통밀)	53										
야채			상추	32	고구마 (생 것)	262	양파 (생 것)	120			양배추 (생 것)	61
			브로콜리 (생 것)	12	시금치 (생 것)	28	생강 (생 것)	33			아스파라 거스 (생 것)	48
			샐러리	12			마늘(구근)	22			오이 (생 것, 개량종)	20
											꽃양배추 (생 것)	12
과일	포도	16	자몽	25					수박	11	바나나 (생 것)	23
	파인애플	14	은행 (삶은 것)	1.1					밤(생 것)	1.1	토마토 (생 것)	24

	목		화		토		금		수		상화	
과일	사과	8										
근과											당근 (생 것)	69
											감자 (생 것)	50
											토란	47
육류							대구 (생 것)	700				
							청어(생 것)	160				
							삼치 (생 것)	150				

셀레늄

단위 μg/100g

	목		화		토		금		수		상화	
곡물	밀(통밀)	28			쌀(백미)	15.1			대두(삶은 것)	7.3	옥수수(가루)	15.4
	완두콩(삶은 것)	1.9									전분(옥수수)	2.8
	녹색완두콩(미숙, 통조림)	1.7										
	동부(말린 것)	1.5										
야채			상추	64			마늘(구근)	77.1	다시마	2	머위(생 것)	20
							마늘(분말)	38				
			파슬리(말린 것)	29.3			생강(분말)	38.5			느타리버섯(생 것)	18.4
			케일	0.9			무(왜무, 뿌리)	3.9			양배추(생 것)	2.2
			양상추	0.8			양파(분말)	2.1			아기 양배추(생 것)	1.6

분류	목		화		토		금		수		상화	
야채							양파 (생 것)	1.5			아기양배추 (삶은 것)	1.5
			브로콜리 (생 것)	0.6			순무 (뿌리, 생 것)	0.7			꽃양배추 (생 것)	0.6
											꽃양배추 (삶은 것)	0.5
											아스파라 거스 (통조림)	0.6
과일	석류	0.6	해바라기씨 (조미)	79.3			복숭아 (넥타)	0.2			가지 (생 것)	6.7
											가지 (삶은 것)	0.4
	파인애플 (생과)	0.5									바나나 (생 것)	0.9
	레몬 (생 것)	0.4									토마토 (생 것)	0.5
	사과 (생 것)	0.2									오이 (개량종, 생 것)	0.3
근과					고구마 (생 것)	7.1					감자 (으깬 것)	27.1
	땅콩(조미)	7.5			고구마 (구운 것)	0.7					감자 (튀긴 것)	0.6

분류	식품	Se	식품	Se	식품	Se	식품	Se	식품	Se	식품	Se
근과											감자 (생 것)	0.5
											감자 (삶은 것)	0.3
	호두 (볶은 것)	4.6			연근 (생 것)	0.7					토란	5.4
					연근 (삶은 것)	0.6					토란대 (말린 것)	0.2
	참깨 (말린 것)	0.8									당근 (생 것)	2.2
육류	메추라기알 (생 것)	32	칠면조 고기	24.4			새우 (보리새우, 자연산)	58.8	갑오징어	44.8	효모(건조)	24.1
											효모 (생 것, 압축)	8.1
	달걀(수란)	30.8					대구 (구운 것)	46.8			어린양고기 (다리)	20.7
	달걀(전란, 삶은 것)	30.8							멸치(생 것)	36.5	어린양고기 (어깨)	19.3
	달걀(난황)	18.3					대구 (생 것)	42.7			어린양고기 (등심)	18.9
	달걀(난백)	6.8									양고기 (살코기, 조리한 것)	17.8
							민어 (구운 것)	38.8	사슴고기 (날 것)	9.7	꿩고기	16.2

	목		화		토		금		수		상화	
육류							민어 (생 것)	36.5				
							돔(샛돔)	36.5			오리고기 (산오리)	12.8
							가리비 (삶은 것)	22.2				
기타			초콜렛 (밀드 초콜렛)	3.9	연유(가당)	14.8	카레(분말)	17.1	치즈 (자연산, 파마산) (스프레드) (자연산, 크림)	26.2, 11.3, 2.4	코코아 (우유 코코아)	2.7
			면실유	0.2	카라멜	1.8	고춧가루	8.8	돼지기름	0.2	마요네즈 (전란)	1.6
			커피 (커피듣료)	0.1	우유(보통)	1.2	칠리(분말)	8.6	소금	0.1	토마토소스	0.6
							굴소스	4.4				
							후추 (검은색) (흰색)	3.1				
							계피가루	1.1				

아연

단위 mg/100g

곡물	목		화		토		금		수		상화	
곡물	동부 (말린 것)	4.9	수수(알곡)	2.7	기장 (도정곡)	2.7	현미 (멥쌀, 논벼)	1.8	잠두 (말린 것)	4.6	녹두 (말린 것)	4
	완두콩 (말린 것)	4.1					율무 (도정곡)	0.4	대두 (말린 것, 미국산)	4.5	조 (도정곡)	2.7
									대두 (말린 것, 중국산)	3.9		
									대두 (말린 것, 일본산)	3.2		
	귀리(알곡)	3.8							날개콩 (미숙, 말린 것)	4.5	옥수수 (알곡)	1.7
	미숫가루 (보리)	3.8							콩가루 (생 것)	3.9		
									콩가루 (볶은 것)	3.6		
	호밀	3.5										

분류	목		화		토		금		수		상화	
곡물	호두 (볶은 것)	2.6										
	강낭콩 (말린 것)	2.5										
야채	부추 (생 것)	0.3	파프리카 (분말)	10.3	시금치 (생 것)	0.7	양파(분말)	3.2	김 (마른 것)	3.7	고비 (말린 것, 생건)	4.6
							양파 (생 것)	0.2	김 (구운 것)	3.6		
			파슬리	1	미나리 (생 것)	0.3	고추 (말린 것)	1.5			목이버섯 (말린 것)	2.1
			냉이	0.7			달래	1			느타리버섯 (삶은 것)	1.4
			브로콜리 (생 것)	0.7			갓	0.9			우엉 (생 것)	0.8
			쑥(생 것)	0.6			마늘(구근)	0.7			송이버섯 (생 것)	0.8
			상추	0.5			파	0.3			아스파라 거스 (생 것)	0.5
			케일	0.3			배추 (생 것)	0.2			표고버섯 (삶은 것)	0.5
			피밍	0.3			무(왜무)	0.1			고사리	0.4
			셀러디	0.2			생강 (생 것)	0.1			콩나물 (생 것)	0.4

분류	식품	함량	식품	함량	식품	함량	식품	함량	식품	함량	식품	함량
야채			쑥갓 (생 것)	0.2							양배추 (생 것)	0.2
과일	산딸기	0.4	해바라기씨 (조미)	5	호박씨 (조미)	7.7	복숭아 (백도)	0.1	수박씨 (조미)	3.9	바나나 (말린 것)	0.6
	딸기	0.2	살구 (말린 것)	0.9	연씨(성숙, 건조)	2.6			밤(생 것)	0.5	가지 (생 것)	0.2
	모과	0.2	은행 (생 것)	0.4	대추 (말린 것)	0.8			수박	0.1	오이 (생 것 , 개량종)	0.2
	석류	0.2	자몽	0.1	무화과 (말린 것)	0.6					토마토	0.1
	오렌지	0.2			호박 (애호박, 서양호박)	0.3						
	귤	0.1			멜론	0.2						
	레몬	0.1			감(단감)	0.1						
	매실	0.1			구아바	0.1						
	자두	0.1			망고	0.1						
	키위	0.1			참외	0.1						
	파인애플	0.1										
	포도	0.1										
근과	잣(생 것)	6.9										
	잣 (볶은 것)	6			연근 (생 것)	0.3			마(산마)	0.3	코코아 (코코아)	7

	목		화		토		금		수		상화	
근과	참깨 (볶은 것)	5.9			고구마 (생 것)	0.2					토란	5.2
	참깨 (말린 것)	5.5									토란대 (말린 것)	4.3
	땅콩(가루, 탈지)	5.1									코코넛 (말린 것)	5
	땅콩(조미)	3.1										
	땅콩 (볶은 것)	3										
	들깨	3.8									아몬드 (말린 것)	4
	피칸(조미)	3.6									죽순 (생 것)	1.3
											감자 (생 것)	0.2
											당근 (생 것)	0.2
육류	송아지고기 (간, 삶은 것)	9.5	염소고기	4.7	소고기 (살코기, 조리한 것)	7.1	굴(훈제통 조림)	25.4	멸치 (자건품)	7.2	효모 (생 것, 압축)	7.8,
							굴 (삶은 것)	14.5				
	송아지고기 (간, 날 것)	4			소고기 (갈비, 구운 것)	5	굴(생 것, 참굴)	13.2			효모(건조)	3.4

육류	양고기(간, 삶은 것)	7.9	양고기(심장, 삶은 것)	3.7	송아지고기(갈비, 구운 것)	5.6	숭어(알, 염건)	9.3	큰논우렁	6.2	양고기(살코기, 조리한 것)	5.3
	양고기(간, 날 것)	4.7			송아지고기(살코기, 조리한 것)	5.1					양고기(갈비, 구운 것)	4
	돼지고기(간)	6.9	소고기(심장, 익힌 것)	3.1			잉어(내장)	7	오징어(말린 것)	5.4		
	소고기(간, 삶은 것)	6.1					까나리(자건품)	5.9	불동꼴뚜기(훈제품)	5.2		
	소고기(간, 날 것)	3.8					까나리(생 것)	3.9	불동꼴뚜기(조림)	3.3		
	달걀(난황)	4.2					청어(알, 말린 것)	5.4	송아지고기(신장, 삶은 것)	4.3		
	닭고기(간)	3.3					멍게	5.3	소고기(신장, 익힌 것)	4.2		
							키조개	4.3	양고기(신장, 삶은 것)	3.8		
							게(왕게, 삶은 것)	4.2	멧돼지고기	3.2		
							게(꽃게)	3.7				

	목		화		토		금		수		상화	
육류							게 (왕게, 생 것)	3.2				
							게 (대게, 삶은 것)	3.1				
							피조개(조 미통조림)	4.1	사슴고기 (날 것)	3.1		
							새우 (젓새우, 자건품)	4				
							가리비 (삶은 것)	3.1				
							미꾸라지 (삶은 것)	3.1				
기타			녹차(차)	4.3	탈지분유	3.9	겨자(분말)	6.6	치즈 (자연산, 파마산)	7.3		
			홍차(차)	4			고추냉이 (분말)	4.4	두부 (동두부, 냉동건조)	5.2		
									소시지(건 조소시지)	4		
									나토(일본 식청국장)	3		

요오드

단위 μg/100g

	목		화		토		금		수		상화	
곡물	호밀	7.2			기장 (도정곡)	9.9						
	귀리(알곡)	6										
	녹색완두콩 (미숙, 생 것)	4.2										
	밀(통밀)	1.4										
야채			샐러리	2.8	시금치 (생 것)	650	마늘(구근)	94	다시마	240	꽃양배추 (생 것)	12
							유채 (어린 것)	21			브로콜리 (생 것)	12
							무(왜무, 뿌리)	8			아스파라 거스 (생 것)	11.1
							양파 (생 것)	0.8			양배추 (생 것)	2
과일	사과 (생 것)	1.6			호박 (애호박)	1.1			수박	1	토마토 (생 것)	1.7

	목		화		토		금		수		상화	
과일	포도 (생 것)	0.7									가지 (생 것)	0.5
											오이 (생 것, 개량종)	0.5
근과	땅콩 (말린 것)	6.8									감자 (생 것)	45
											당근 (생 것)	7
											죽순 (생 것)	2.8
육류							청어 (생 것)	52				
							삼치 (생 것)	45				
							정어리 (생 것)	13				
기타					우유	9.9						
					모유	5.9						

철분

곡물	목		화		토		금		수		상화	
	보리(볶은보리)	18.9	수수(경단)	9.6	기장(알곡)	3.5	율무	5.6	콩가루(볶은 것)	10.4	녹두(말린 것)	5.5
	보리(겉보리, 통보리)	5.4										
	보리순(올보리순)	5.3	수수(알곡)	2.1							녹두(삶은 것)	5.2
	강낭콩(말린 것)	8.9			피(알곡)	3.5	현미(멥쌀, 일반)	1.7	밤콩(말린 것)	8.1	조(알곡)	5
	귀리(도정곡, 쌀귀리)	7							대두(서리태)	7.8	찰옥수수(생 것)	2.2
	귀리(도정곡, 겉귀리)	6.6							대두(흑태)	7.7		
									대두(노란콩, 말린 것)	6.5		
	밀(배아)	6.6							쥐눈이콩	7.4		
	팥(붉은팥, 말린 것, 중국산)	6.2							잠두(생 것)	6.7		

	목		화		토		금		수		상화	
곡물	팥(붉은팥, 말린 것, 국내산)	5.6							잠두 (말린 것)	5.7		
	팥(검정팥)	5.2										
	팥(회색팥)	5.1										
	완두콩 (말린 것)	5.8										
	동부 (말린 것)	4.8										
야채	깻잎 (찐 것)	4.1	파슬리 (말린 것)	97.9	타임분말	110	허브 (라벤다)	17.3	청태	320	뽕잎분말	8800
							허브(민트)	8.3				
							허브 (로즈마리)	8.2				
	부추 (생 것)	2.1	얼레지 (뿌리, 말린 것, 산채)	53	둥굴레 (산채, 말린 것)	59.6	생강(분말)	15.6	톳 (말린 것)	76.2	클로렐라	73.4
					둥굴레 (산채, 생 것)	8.9			톳(자건품)	47		
			영지버섯 (말린 것)	25.1	고구마줄기 (말린 것)	37.2	무시래기 (삶은 것)	14.5	모자반 (말린 것)	67.3	머위 (말린 것)	59.3

야채										
	파프리카 (분말)	21.1	국화꽃잎 (말린 것)	10.6	고추 (붉은고추, 말린 것)	6.8	매생이	43.1	석이버섯 (말린 것)	54.6
	쑥부쟁이	12.8	호박나물 (산채)	9.2	마늘(구근, 말린 것, 열풍건조)	6.5	파래 (말린 것, 가시파래)	37.2	목이버섯 (말린 것)	32.8
					마늘(구근)	1.4	파래 (말린 것, 창자파래)	28.5		
							파래 (납작파래, 생 것)	11.9		
							파래 (말린 것, 홑파래)	10.3		
							파래 (말린 것, 갈파래)	8.7		
	엉겅퀴 (말린 것, 산채, 숙건)	10.9	호박잎 (찐 것)	8.1	갓(생 것)	2.5	다시마 (조림)	28	싸리버섯 (말린 것)	22.9
							다시마 (말린 것)	6.3		
							다시마 (튀각)	5	싸리버섯 (생 것)	6.2

목	화		토		금		수		상화	
	취나물 (산채 말린 것)	8.8	당귀(잎, 노지재배)	7	달래	1.8	김(조림)	24	아스라파 거스 (통조림)	12
							김 (구운 것)	18.3		
							김 (마른 것)	17.6		
	쑥갓 (삶은 것)	8.6	고구마잎	5.8	양파 (생 것, 국내)	0.4	곰피 (말린 것)	20.6	고비 (말린 것, 생 것)	8
	잔대 (생 것)	8	시금치 (생 것, 노지)	2.6	배추 (생 것)	0.3	미역 (물미역, 말린 것)	20	표고버섯 (물갬나무, 말린 것)	7.4
							미역(튀각)	14.2		
							미역 (말린 것)	9.1	표고버섯 (신갈나무, 말린 것)	6.9
	제비쑥 (산차)	7.9	들미나리 (생 것)	2			우뭇가사리 (한천)	7.8	검은비늘 버섯 (말린 것)	6.9
	떡취(소채)	7	미나리 (생 것)	2			콩잎	1.6	잣버섯 (말린 것)	6.7
	고들빼기	6.6							고사리 (말린 것)	6.4
	냉0	5.2							밤버섯 (생 것)	5.6
야채	삼백초 잎)	5.2							버들송이 버섯	5.2

분류												
야채											(말린 것, 갓)	
			쑥(생 것)	4.3							상황버섯(말린 것)	4.6
			근대(생 것)	2.1							느타리버섯(말린 것)	3.7
			상추(개량종)	2.1							송이버섯(생 것)	3.3
			브로콜리(생 것)	1.5							아욱(생 것)	2
			케일	1.2							우엉(삶은 것)	1.1
			씀바귀(생 것)	1.1							콩나물(생 것)	0.8
			명일엽	1							양배추(생 것)	0.5
			셀러리	0.2								
과일	앵두	1.1	해바라기씨(말린 것)	5	감(조청)	12.9	복숭아(백도)	0.5	수박씨(조미)	5.3	올리브(말린 것)	11
	사과(아오리)	0.8	살구(말린 것)	2.3	호박씨(말린 것) 호박씨(조미)	9.6 6.5	배(국내, 신고)	0.2	수박씨(말린 것)	4.9	가지(말린 것)	6
	매실	0.6	은행(삶은 것)	1.3	호박(서양호박, 삶은 것)	2.8			밤(말린 것)	3.3	바나나(생 것)	0.7

분류	목		화		토		금	수		상화	
과일	산딸기	0.6	자몽	1	무화과 (말린 것)	2				오이 (생 것, 개량종)	0.6
	딸기 (개량종)	0.5			대추 (말린 것)	1.8				토마토 (생 것)	0.3
	포도(캠벌)	0.5			멜론	0.5					
	레몬	0.4			참외	0.3					
	유자	0.4			망고	0.2					
	파인애플	0.4			구아바	0.1					
	자두	0.3									
	키위	0.3									
	오렌지	0.2									
	석류	0.1									
근과	참깨(흰깨, 볶은 것)	10.9	더덕(분말)	17.2	인삼(백삼)	33.5		마(산마)	0.2	토란대 (말린 것, 생 것)	8.1
	참깨 (검정깨, 말린 것)	10.4			인삼(홍삼, 추출액)	10.6					
	참깨(흰깨, 말린 것)	10.4			인삼(수삼)	8.3				토란대 (생 것)	0.5
	참깨 (검정깨, 볶은 것)	9.1			인삼(홍삼, 뿌리)	7.1					

근과	들깨(가루)	7.5	도라지 (말린 것)	6.2	고구마 (말린 것)	3.5					죽순 (말린 것)	5
	잣 (미숫가루)	6.6									아몬드 (말린 것)	4.7
	잣 (말린 것)	5.8			칡뿌리	2.6						
	잣 (볶은 것)	5.6										
	피스타치 오넛(조미)	5.8			연근 (생 것)	0.9					도토리 (가루)	3.3
											코코넛 (말린 것)	3.3
											당근 (생 것)	0.7
											감자 (생 것)	0.6
육류	거위(간, 날 것)	30.5	메뚜기	42	소고기(육 포)	6.4	장어 (붕장어. 뼈튀김)	164	삼치(젓)	371	효모(건조)	20
							장어 (칠성장어, 말린 것)	28				
	거위(간, 튀긴 것)	29.1					장어 (뱀장어, 조미구이)	21			효모 (생 것)	6.3

육류	목		화		토		금		수		상화	
							장어 (칠성장어, 생 것)	18	전복(내장)	107.8		
	돼지(간, 날 것)	18.2					은어(자연 산, 내장, 구운 것)	63.2				
							은어(자연 산, 내장, 생 것)	24				
	(간, 삶은 것)	17.9	참새고기	9.8			은어(양식 산, 내장, 구운 것)	19	전복(젓)	56	누에분말	13.9
							은어(양식 산, 내장, 생 것)	8	전복 (말린 것)	14.6		
							은어(자연 산, 구운 것)	5.5				
	닭(간, 날 것)	11	닭(심장, 익힌 것)	9			붕어 (삶은 것)	59.5	해삼 (말린 것)	53		
	닭(간, 익힌 것)	8.5										
	달걀(가루)	8.7										
	달걀(난황, 삶은 것)	5.4					바다빙어 (말린 것)	50.4	은어 (내장젓)	26		

육류												
육류	달걀(난황, 생 것)	5.4					송어 (통조림)	30	비단고둥	25.4		
	어린양고기 (간, 삶은 것)	8.3										
	어린양고기 (간, 날 것)	7.4										
	소(간, 날 것)	8					조개(대합, 말린 것)	23.4	새우 (시바새우, 젓)	24		
	소(간, 삶은 것)	6.8					조개(재첩)	21				
							조개 (모시조개, 생 것)	13.3	새우 (꽃새우, 젓)	8		
							조개 (개량조개, 말린 것)	12	새우 (젓새우, 젓)	6.2		
							동죽	22.7	큰논우렁	17.1		
							가다랭이 (튀김)	21	왕우렁	16.8		
							가다랭이 (반건품)	20	멸치 (자건품, 큰멸치)	16.2		
									멸치 (자건품, 중멸치)	15.9		

육류	목	화	토	금		수		상화
						멸치 (자건품, 잔멸치)	5.5	
						멸치(젓)	5.5	
				도루묵 (염건품)	20	보말고둥 (생 것)	12.9	
				뱅어 (말린 것)	20	갈치(젓)	12.6	
				정어리 (말린 것)	20	송어(젓)	12.6	
				정어리 (자건품)	18			
				새우 (꽃새우, 장조림)	20	가오리 (조미품)	11.2	
				새우 (꽃새우, 자건품)	15.6			
				새우 (젓새우, 말린 것)	14			

육류											
						새우 (시바새우, 자건품)	12.1				
						새우 (시바새우, 조미건품)	6.5				
						새우 (꽃새우, 생 것)	6				
						학꽁치 (조미)	19.5	매끈이고둥 (삶은 것)	10.1		
						꽁치 (말린 것)	17.5	해파리(젓)	10		
						민물빙어 (자건품)	17.5	가다랭이 (내장젓)	10		
						홍합 (자건품)	17.3	굴 (어리굴젓)	8.8		
						홍합 (통조림)	10				
						홍합 (생 것)	5.7				
						참다랑어 (말린 것)	16.1	조기 (참조기, 젓)	8.4		
						바다가재 (생 것)	15.8	게 (게알, 젓)	8		

	목	화	토	금		수		상화
육류				고등어 (말린 것)	14.7	광어(껍질)	7.7	
				조기 (참조기, 굴비)	14.4	소라 (통조림)	7.6	
				맛(붉은맛)	12.5	밴댕이(젓)	7.3	
				밴댕이 (자건품)	12.5	긴고둥	7.2	
				연어(알, 생 것)	12	꼬막	6.4	
				굴 (조리한 것)	12	돼지(목살)	6.4	
				게(참게)	11.4	성게(젓)	6.2	
				조개 (새조개, 조갯살 말린 것)	11.2	명태 (조미포)	5.9	
				맛살 (생 것)	11	논우렁이	5.8	
				개불	10.8	꼴뚜기(젓)	5.6	
				복어(검복, 조미품)	10.4	나팔고둥	5	
				청어 (말린 것)	10.4	불동꼴뚜기 (생 것)	5	

육류							황다랑어 (통조림)	8	오징어 (내장젓)	5		
							전갱이(조 미통조림)	8				
							미꾸라지 (생 것)	8				
							대구(내장)	7.3				
							멍게 (양식산)	6.9				
							새꼬막	6.8				
							미더덕	6.7				
							까나리 (자건품)	6.6				
							꼬막	6.4				
							황새치 (생 것)	6.2				
							성게 (통조림)	5				
기타	결명자차 (열매)	18.2	우롱차 (분말)	32.4	두충차	18	칠리분말	29.3	된장 (가루된장)	11.2	감잎차 (분말)	22.6
	오미자차	10.5	홍차(차)	17.4	구기자차 (열매)	14.7	후추 (검은색)	19.5	두부 (동부두, 냉동건조)	9.4	상지차	14.6
						7.5	후추(흰색)	7.3				

	목		화		토		금		수		상화
기타	깨소금	19	치커리차 (말린 것)	14.4	엿기름		고추냉이 (분말)	11.3	청국장 (분말)	8.2	
			현미녹차 (차)	10.3	조제분유	7.3	고춧가루	11			
			녹차 (가루차)	6.9			산초가루	10.1			
							겨자(분말)	8.3			
							계피가루	7.1			
							카레소스 (분말)	5.1			

코발트

단위 μg/100g

	목		화		토		금		수	상화
곡물	땅콩 (말린 것)	37.5			기장 (도정곡)	22.6				
	동부 (말린 것)	18.8								
	밀(통밀)	11								
	호밀	11								
	녹색완두콩 (미숙, 생 것)	3								
	귀리(알곡)	1.9								
야채			양상추	14	시금치 (생 것)	2.6	양파 (생 것)	13		
							생강	1.9		
							고추냉이 (잎)	0.9		
							마늘(구근)	0.9		

	목		화		토		금		수		상화	
과일	사과(생과)	0.4	자몽(생과)	1.1	파파야	0.4			수박	0.1	토마토(생 것)	9
	파인애플(생과)	0.2			호박(애호박)	0.2					바나나(생 것)	0.6
					망고	0.3					가지(생 것)	0.5
					구아바(생 것)	0.2						
근과					고구마(생 것)	21.5			마(산마)	3	토란	24.8
											감자(생 것)	6
											코코넛(말린 것)	3.9
											당근(생 것)	2
											죽순(생 것)	0.3
육류	달걀(난황)	22.5									양고기(살코기, 날 것)	0.2
	달걀(전란, 생 것)	10.2					대합(생 것)	40.9	오징어(말린 것)	12.4		
	달걀(난백)	0.4										
	닭고기(영계, 날 것)	8.4					가리비(생 것)	37.2	문어(생 것)	10.6		

육류						꽁치 (생 것)	12.5	전복 (생 것)	0.9		
						굴(생 것, 참굴)	5.1				
						농어	4.6				
						고등어 (생 것)	4.2				
						전갱이 (생 것)	4.2				
						새우 (보리새우, 생 것, 자연산)	3.4				
						정어리 (생 것)	2.1				
						황새치	0.9				
						게(꽃게)	0.7				
기타				우유	0.4			치즈 (자연산, 카테지)	7.9		

크롬

단위 ㎍/100g

	목		화		토		금		수		상화	
곡물	통밀	29										
야채					시금치	9						
근과											감자	24
과일	딸기										바나나	11
육류	말린간	170			소고기	32	굴	20			효모	118
	달걀	52										
	간	50										
	닭고기	14										
기타					흑설탕	18			치즈	51		
					마가린	15						
					우유	1						

규소(실리콘)

단위 ㎍/100g

	목	화	토	금	수	상화
	계란, 너트류	알팔파, 해바라기씨	사탕수수, 모유, 벼, 꿀	고추, 현미, 생선류	콩, 해조류	바나나, 오이, 맥주효모

니켈

단위 μg/100g

	목	화	토	금	수	상화
		초콜렛, 홍차, 녹차		김치, 깍두기	피자	감자칩 등

바나듐 vanadium

단위 μg/100g

	목	화	토	금	수	상화
	땅콩	파슬리	우유	흑후추	해산물, 조개류	버섯 등

붕소(보론)

단위 ㎍/100g

	목	화	토	금	수	상화
	딸기, 자두, 사과, 포도, 완두콩, 건포도, 땅콩	샐러리, 맥주, 포도주, 푸른잎 채소	무화과	복숭아		아스파라거스, 양배추, 당근 등

6부

기타 성분 함량

게르마늄

단위 ㎍/100g

	목	화	토	금	수	상화
		신선초, 영지버섯, 컴프리	산삼, 인삼, 구기자, 산두근	마늘, 율무	죽염, 해초	알로에, 표고버섯

구연산

단위 μg/100g

	목	화	토	금	수	상화
	매실, 레몬, 유자, 귤, 포도, 사과, 딸기 등		시금치	복숭아		토마토

글루타치온

단위 ㎍/100g

	목	화	토	금	수	상화
	소간, 돼지간, 닭간	브로콜리	시금치	대구, 조개(새고막), 꼬치, 고등어, 생굴		효모

레시틴

단위 μg/100g

	목	화	토	금	수	상화
	난황, 조류의 알, 간, 땅콩, 참깨, 들깨, 호두, 잣, 밀싹	해바라기씨	호박씨	생선, 장어, 생선의 알	콩, 대두	효모

렉틴

단위 ㎍/100g

	목	화	토	금	수	상화
	강낭콩				작두콩, 대두, 괄루근	감자, 상기생 등

루테인

단위 μg/100g

	목	화	토	금	수	상화
	난황, 키위	브로콜리, 케일	호박, 시금치, 고구마잎			옥수수, 당근

사포닌

단위 ㎍/100g

	목	화	토	금	수	상화
	팥, 메밀, 부추	더덕, 도라지, 영지, 컴프리, 은행	인삼, 홍삼, 미나리, 칡	파, 마늘, 양파	콩	녹두

안토시아닌

단위 ㎍/100g

	목	화	토	금	수	상화
	딸기, 포도, 체리, 블루베리	차조기	검은 쌀		검은콩, 수박	적양배추

유산균

단위 ㎍/100g

	목	화	토	금	수	상화
				김치	된장, 낫또, 치즈, 간장, 장아찌	요구르트, 유산균, 발효식품 등

이소플라본

단위 ㎍/100g

	목	화	토	금	수	상화
	석류	해바라기씨			콩류(특히 검은콩), 콩가루(약2.6), 청국장(1.3), 유부(0.7), 콩자반(0.6), 두부(0.5), 순두부, 된장(0.4), 두유	콩나물, 양배추

카탈라제

단위 μg/100g

	목	화	토	금	수	상화
				무	마	감자 등

카테킨

단위 ㎍/100g

	목	화	토	금	수	상화
		녹차				

콜라겐

단위 ㎍/100g

	목	화	토	금	수	상화
	닭 가슴에서 날개까지의 살, 닭 간, 닭 가슴살		소 꼬리, 닭 모래주머니, 두충차, 소 힘줄, 도가니	새우, 미꾸라지	조개류, 가자미, 해삼, 닭 뼈, 돼지고기, 돼지족발, 돼지 귀, 돼지갈비	양고기 등

키틴 · 키토산

단위 μg/100g

	목	화	토	금	수	상화
		메뚜기 외피		게 등의 껍질, 새우	치즈, 오징어 연골	버섯류 등

펙틴

단위 ㎍/100g

	목	화	토	금	수	상화
	사과, 귤과 식물, 유자		호박		콩류	당근, 바나나, 양배추, 감자

폴리페놀

단위 μg/100g

	목	화	토	금	수	상화
	참깨, 메밀, 사과	초콜릿, 초콜릿, 쑥갓, 브로콜리, 녹차, 홍차, 우롱차, 커피, 적포도주	시금치	생강, 양파	대두	코코아

플라보노이드

단위 ㎍/100g

	목	화	토	금	수	상화
	포도, 메밀, 감귤류, 블루베리	브로콜리, 녹차, 맥주, 커피		양파, 마늘	콩류	식용균

GABA

단위 ㎍/100g

	목	화	토	금	수	상화
		은행, 녹차		현미, 김치		쌀눈 등

SOD

단위 μg/100g

	목	화	토	금	수	상화
	보리	녹차, 브로콜리, 들깨잎			스피루리나	루이보스, 차가버섯, 노루궁뎅이 버섯

산성 식품과 알칼리성 식품

*강산성 식품: 백설탕, 계란, 햄, 소시지, 돈육, 쇠고기, 과자류, 스낵류, 육류
*중산성 식품: 백미, 청주, 양주, 버터, 마요네즈, 흰빵
*약산성 식품: 검은콩, 어패류, 새우, 땅콩, 치즈, 게, 미꾸라지, 뱀장어, 김 대부분의 곡류, 아이스크림, 건조된 코코넛, 견과류, 씨, 집에서 만든 찬 우유, 과일(통조림, 황으로 그슬린 건조품) 등

*강알칼리성 식품: 미역, 다시마등 해조류, 멸치, 뼈, 매실
*중알칼리성 식품: 마늘, 표고버섯, 감자, 토마토, 오이, 사과, 귤, 콩, 밤, 버섯종류
*약알칼리성 식품: 야채과일류 등으로서 고구마, 토란, 양파, 파, 마늘, 연근, 참깨, 두부, 포도, 현미, 포도주, 아몬드, 코코넛, 당밀 줄기, 유제품, 브라질 호두, 기장, 메밀, 흰강낭콩 등.

자연의 원리로 본 산성식품과 알칼리성 식품

산성식품 *수치는 산도	알칼리성식품 *수치는 알칼리도
수치가 높을수록 산성이 강함	수치가 높을수록 알칼리성이 강함
木 달걀노른자(9.2) 닭고기(10.4) 메밀(7.7) 땅콩(5.4) 보리(3.5) 밀가루(3.5) 밀기울(3.0) 납작보리(9.9) 호두 귀리	강낭콩(18.8) 팥(7.3) 딸기(5.6) 귤(3.6) 사과(3.4) 달걀흰자(3.2) 포도(2.3) 파인애플 오렌지 레몬 식초
火 맥주(1.1) 청주(0.5) 홍차	상치(7.2) 커피(2.4) 자몽 삼엽채
土 소고기(5.0) 백미(4.3) 버터(0.4) 쌀겨(85.2)	시금치(15.6) 호박(4.4) 고구마(4.3) 연근(3.8) 감(2.7) 우유(0.2) 모유(0.5) 곤약(56.2) 참외 무화과 멜론
金 현미(15.5) 참치(15.3) 잉어(8.8) 도미(8.6) 굴(8.0) 연어(7.9) 장어(7.5) 대합(7.5) 말고기(6.6) 미꾸라지(5.3) 전복(3.6) 새우(3.2) 조개 파 청어 고등어 가다랑어	생강(21.1) 무(4.6) 순무(4.2) 배(2.6) 양파(1.7) 김치

水	오징어(29.6) 문어(12.8) 돼지고기 (6.2) 명란(5.4) 김(5.3) 치즈(4.3) 두부(0.5) 된장(0.2)	미역(260.8) 다시마(40.8) 대두(10.2) 밤(8.3) 두부(0.1) 수박(2.1) 콩　두유
相火	옥수수(5)　아스파라거스(0.1) 각종튀김류	표고버섯(17.5) 바나나(8.8) 토란(7.7) 송이버섯(6.4) 당근(6.4) 감자(5.4) 우엉(5.1) 양배추(4.9) 죽순(4.3) 가지(1.9) 고사리(1.6) 오이(2.2) 오디(뽕나무열매)

[식품의 산도와 알칼리도]

*산도 알칼리도는 식품 100g을 연소하여 얻은 회분을 중화시키는데
소요되는 0.1N산 또는 알칼리의 ml수로 표시한 것

우리글학예신서10

동양섭생치유학5 | 식이영양섭생학 성분 함량표

펴낸날 | 2007년 6월 20일 • 1판 1쇄
지은이 | 차성훈
펴낸이 | 김소양

펴낸곳 | 도서출판 우리글 • 전화 | 02-566-3410 • 팩스 | 02-566-1164
주소 | 서울시 강남구 역삼동 837-17 삼성애니텔 1001호
이메일 | wrigle@wrigle.com • 홈페이지 | http://www.wrigle.com
출판등록 | 1998년 6월 3일 제03-01074호

ⓒ 도서출판 우리글 2007
Printed in Seoul, Korea

ISBN 978-89-89376-69-9 94510
        89-89376-35-1 세트
* 잘못된 책은 바꾸어 드립니다.
* 책값은 뒤표지에 있습니다.